치매예방 강사와 치매가족·장기요양기관을 위한

치매예방 인지강화 · 인지재활 놀이 프로그램

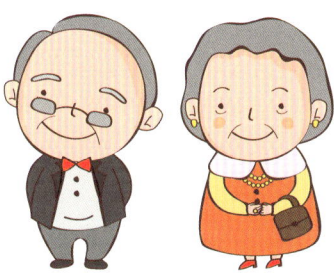

치매예방 강사와 치매가족·장기요양기관을 위한

치매예방 인지강화 · 인지재활 놀이 프로그램

카드인지놀이 편

김영미 지음

백세건강학교

활용처 안내

1. 본 교재는 치매예방과 치매재활에 중점을 둔 인지놀이 전문교재로 치매예방과 재활 프로그램이 필요한 가정, 기관, 시설에 모두 적용이 가능합니다.

2. 치매 어르신을 만나 치매예방 및 재활활동을 직접 수행해야 하는 '치매예방·재활강사, 치매가족, 장기요양기관 및 기관 종사자, 사회복지사, 평생교육사, 노인강사, 평생교육강사' 모두에게 적합한 전문적인 내용으로 구성되어 있습니다.

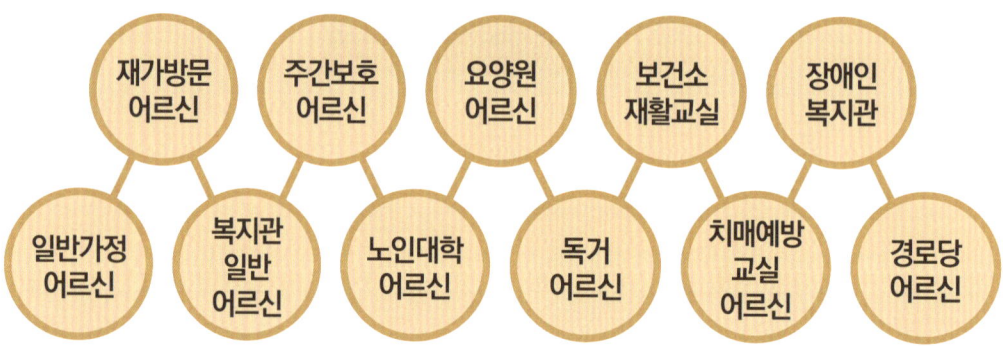

처음 보실 겁니다, 이런 프로그램!

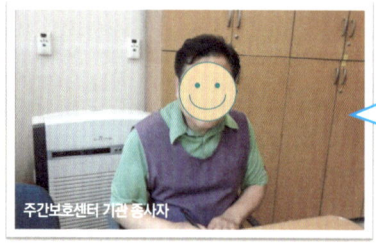

전문적인 강사님이 수업 준비도 잘해 오시고 어르신들도 재미있어 하시고 **시간이 금방 갑니다.**
프로그램 내용도 괜찮고 **강사님들 사전 훈련이 충분하고 능숙**해요.
강사 리더십, 임기응변, 지루하지 않아서 어르신들이 정말 즐거워하십니다!

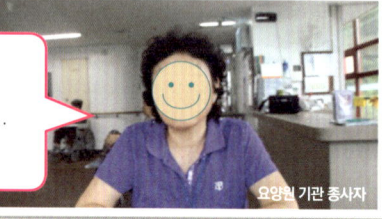

그 전에 **접해보지 못했던** 프로그램이었어요.
재미있고 어르신이 좋아해요.
이전엔 종이접기, 그림 그리기를 주로 했는데……
처음 봤어요. 이런 프로그램!

교재활용 방법

인지강화·인지재활놀이 활동기준 알아두기

1. '치매예방이 필요한 정상 인지 참여자'와 이미 치매등급 등 '장기요양등급을 판정 받은 참여자' 모두 수행 가능하도록 구성된 놀이입니다.

2. 집단 놀이활동을 중심으로 개발되었으나 1:1 개별 놀이활동도 가능합니다.

3. 집단 놀이활동은 진행자 1인이 참여자 최대 16명 이내를 통솔하여 진행하는 것을 권장하며, 참여자가 10명 이내는 진행자 1명, 10명이 넘는 경우 보조진행자를 1명씩 추가하는 것을 권장합니다.

4. 놀이의 특성상 참여자의 인원수와 무관하게 보조진행자가 필요한 놀이는 '보조진행자 필요' 표시를 별도로 하였습니다. 다만, 이 경우에도 보조진행자 투입이 반드시 필요한 것은 아닙니다.

5. 집단 놀이활동의 진행방식은 '개별 활동'과 '모둠별 활동'으로 구분됩니다.

6. 인지강화·재활놀이의 목표는 각 인지영역의 자극기회를 단계별로 극대화하여 제공하는 것에 있습니다.

7. 하나의 놀이에 복합적인 인지자극이 가능하도록 구성하였습니다.

도구 및 교구 기준 알아두기

1. 모든 도구 및 보조도구는 4인용으로 구성되어 있습니다.
2. 참여자의 수를 감안하여 적합한 수량의 도구 등을 준비(구입)하시기 바랍니다.
3. 도구와 보조도구 실물 사진과 구입방법은 부록에 제공되어 있습니다.

교재내용 구성

참가자 특성　원활한 놀이활동을 위해 참여자에게 기본적으로 요구되는 신체·인지적 특성을 알기 쉽게 표기하였습니다.

진행방식　조(모둠)별 활동을 기준으로 개(인)별 활동과 조(모둠)별 활동으로 구분됩니다.

소요시간　조(모둠)별 활동을 기준으로 정상적 인지군과 등급 판정군, 10명 미만의 소그룹과 16명 내외의 그룹에 따른 소요시간 범위를 표기하였으며, 참여자의 특성 및 구성에 따라 실제와 다소 차이가 날 수 있습니다.

진행자수　전반적으로 1인의 진행자가 필요하며 활동 특성상 보조진행자가 필요한 경우 별도 표기하였습니다.

도구(준비물)　놀이활동의 주요 도구(준비물)를 표기하였으며, 4가지 유형으로 구분됩니다.
- 1유형 : 카드
- 2유형 : 카드+활동지
- 3유형 : 카드+교구
- 4유형 : 카드+교구+활동지

※ 도구와 보조도구 샘플 사진 부록 참조
※ 도구와 보조도구 구입방법 부록 참조

보조도구　일부 놀이에서 보조도구가 필요합니다.
※ 도구와 보조도구 샘플 사진 부록 참조
※ 도구와 보조도구 구입방법 부록 참조

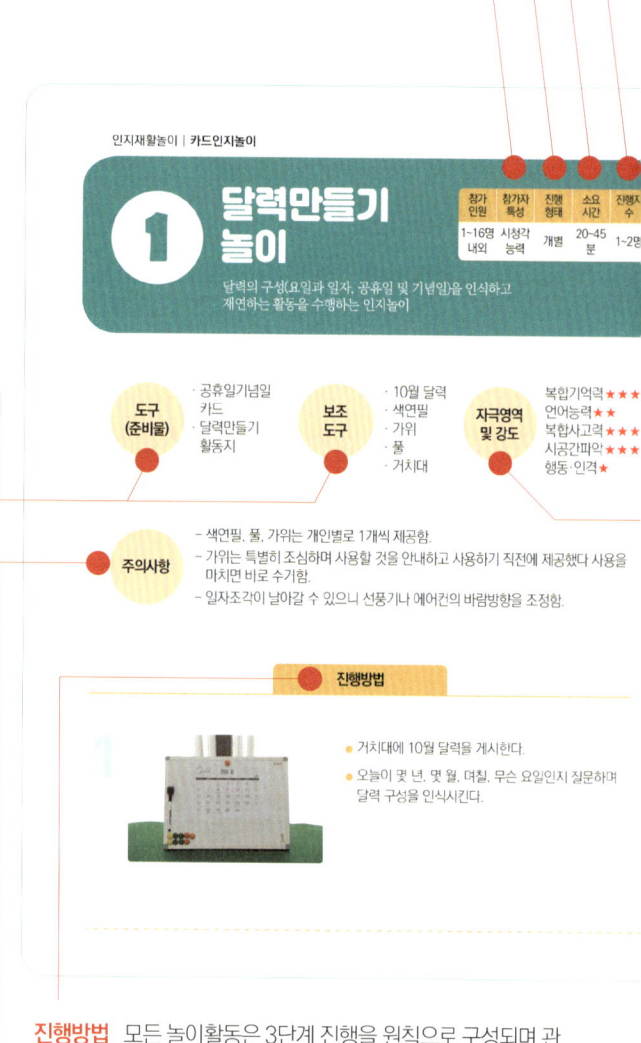

진행방법　모든 놀이활동은 3단계 진행을 원칙으로 구성되며 관련 활동사진을 제공하였습니다.

주의사항　놀이도구(보조도구)를 배포 및 운영할 때 필요한 주의사항으로, 놀이를 시작하기 전에 반드시 숙지하여 원활한 놀이 진행과 문제상황이 발생하지 않도록 참고하여 주시기 바랍니다.

| 치매예방 인지재활·인지강화 놀이 프로그램 |

달력만들기놀이

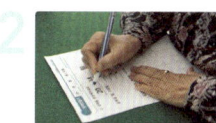

- 활동지 2단계와 색연필을 제공하고 '몇 년, 몇 월, 며칠명'을 기입하게 안내한다.
- 활동지 1단계 숫자판과 가위, 풀을 제공하고 숫자판을 "가로줄 또는 세로줄"로 자르고 해당 일자칸에 부착하여 달력을 완성한다.

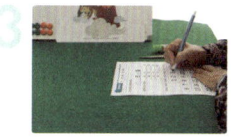

- 거치대에 공휴일기념일카드를 게시하고 명칭, 의미와 일자를 질문하며 인식하도록 한다.
- 완성된 달력에 기념일을 표시하게 안내한다.

인지자극영역 5대 인지영역으로 구분하고 놀이별로 자극이 발생하는 영역을 모두 표기하였습니다.
- (장·단기) 기억력, 언어능력, 판단 및 추상적 사고력, 시공간 파악능력, 정서·행동 및 인격

인지자극강도 인지자극 강도를 상(★★★), 중(★★), 하(★)로 표시하고, 놀이교육을 효율적으로 진행할 수 있도록 했습니다.

유의사항
- 10월 직전 또는 10월에 수행하는 것이 좋음.
- 달력의 요일과 구성을 인식하지 못하는 참여자는 한 단계씩 함께 진행하며 오류가 없도록 함.

변형방법
- 토요일, 일요일, 공휴일 및 기념일 칸에 별도의 색상을 채색하게 한다.
- 각자의 생년월일을 말해 본다.

유의사항 놀이활동 진행 시 발생할 수 있는 참여자의 상태나 놀이 진행 상황 등을 고려하여 난이도 조절 등 놀이과정에서 효과적으로 대응할 수 있는 방법 등을 제공하였습니다.

변형방법 진행방법 1-2-3 이외에 해당 도구로 진행할 수 있는 추가 놀이 정보도 함께 제공했습니다.

차 례

- 활용처 안내 ··· 04
- 교재활용 방법 ·· 05
- 교재내용 구성 ·· 06
- 인지자극영역 및 강도 분류표(대표 자극영역별) ······································ 10

PART 01 기억력 인지영역

1. 달력만들기놀이 ·· 14
2. 색판협동놀이 ·· 16
3. 스피드카드게임놀이 ·· 18
4. 십이지띠놀이 ·· 20
5. 페이퍼기억력놀이 ·· 22

PART 02 언어능력 인지영역

6. 가나다판채우기놀이 ·· 26
7. 사물구분하기놀이 ··· 28
8. 주사위나무블록놀이 ·· 30
9. 파인드단어놀이 ·· 32

PART 03 판단 및 추상적 사고력 인지영역

10. 나무블록놀이 ·· 36
11. 몬드리안가나다놀이 ·· 38
12. 시계만들기놀이 ··· 40
13. 윷놀이인지놀이 ··· 42
14. 주사위인지놀이 ··· 44
15. 펜토미노사각퍼즐놀이B ··· 46
16. 펜토미노하트퍼즐놀이B ··· 48

| 치매예방 인지재활·인지강화 놀이 프로그램 |

PART 04

**시 공 간
파악능력
인지영역**

17 공기한줄놀이 ·· 52
18 달걀판인지놀이 ·· 54
19 몬드리안그림놀이 ··· 56
20 별별도형놀이 ·· 58
21 색솜데칼코마니놀이 ··· 60
22 칠교구성놀이 ·· 62
23 펜토미노사각퍼즐놀이A ··································· 64
24 펜토미노하트퍼즐놀이A ··································· 66

PART 05

**정서·행동 및
인격 인지영역**

25 그림찾기놀이 ·· 70
26 바느질손끝놀이 ·· 72
27 협동화봄꽃사생대회놀이 ·································· 74
28 협동화단풍사생대회놀이 ·································· 76

부록 1. 인지 및 치매 기초 알아두기 ··· 80
부록 2. 인지강화·인지재활놀이 개발 목적 ··· 82
부록 3. 찾아보기 ·· 83
부록 4. 도구 및 보조도구 구매 방법 ··· 88
부록 5. 재활놀이지도사 자격 및 양성과정 안내 ··· 89
부록 6. 치매예방 재활놀이 '효순효식 백세건강학교' 안내 ···························· 91

※ **출판예정 :** 신체재활놀이 교재

인지자극영역 및 강도 분류표 (대표 자극영역별)

상(★★★), 중(★★), 하(★), 대표 자극영역

놀이 번호	놀이명	기억력	언어능력	판단 및 추상적 사고력	시공간 파악능력	정서, 행동 및 인격
1	달력만들기	★★★	★★	★★★	★★★	★
2	색판협동	★★★		★★★	★★★	★★
3	스피드카드게임	★★★			★★★	★★★
4	십이지띠	★★★	★	★★★		★★
5	페이퍼기억력	★★★	★★			
6	가나다판채우기	★★★	★★★			★★
7	사물구분하기	★★★	★★★	★★★		★
8	주사위나무블록		★★★			★★
9	파인드단어	★★	★★★			★★★
10	나무블록			★★★	★★★	★★
11	몬드리안가나		★	★★★		★★
12	시계만들기	★★		★★★	★★★	★★
13	윷놀이인지	★★		★★★		★★★
14	주사위인지		★★	★★★		★★
15	펜토미노사각퍼즐B			★★★	★★★	

놀이 번호	놀이명	기억력	언어능력	판단 및 추상적 사고력	시공간 파악능력	정서, 행동 및 인격
16	펜토미노하트퍼즐B			★★★	★★★	
17	공기한줄			★★★	★★★	
18	달걀판인지	★		★★★	★★★	★★★
19	몬드리안그림		★		★★★	★
20	별별도형		★★		★★★	★
21	색솜데칼코마니		★★		★★★	★
22	칠교구성		★	★★★	★★★	★
23	펜토미노사각퍼즐A				★★★	★★
24	펜토미노하트퍼즐A				★★★	★★
25	그림찾기		★★		★★★	★★★
26	바느질손끝	★★		★★★	★★★	★★★
27	협동화봄꽃사생대회	★★		★★★		★★★
28	협동화단풍사생대회	★★		★★★		★★★
	영역별 소계	14	14	17	17	24

PART [01]

기억력 인지영역

달력만들기놀이
색판협동놀이
스피드카드게임놀이
십이지띠놀이
페이퍼기억력놀이

인지재활놀이 | 카드인지놀이

1. 달력만들기 놀이

참가인원	참가자 특성	진행 형태	소요 시간	진행자 수
1~16명 내외	시청각 능력	개별	20~45분	1~2명

달력의 구성(요일과 일자, 공휴일 및 기념일)을 인식하고 재연하는 활동을 수행하는 인지놀이

도구(준비물)
· 공휴일기념일 카드
· 달력만들기 활동지

보조도구
· 10월 달력
· 색연필
· 가위
· 풀
· 거치대

자극영역 및 강도
복합기억력 ★★★
언어능력 ★★
복합사고력 ★★★
시공간파악 ★★★
행동·인격 ★

주의사항
- 색연필, 풀, 가위는 개인별로 1개씩 제공함.
- 가위는 특별히 조심하며 사용할 것을 안내하고 사용하기 직전에 제공했다 사용을 마치면 바로 수거함.
- 일자조각이 날아갈 수 있으니 선풍기나 에어컨의 바람방향을 조정함.

진행방법

 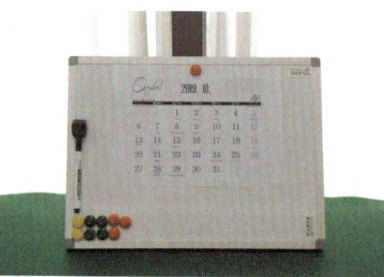

● 거치대에 10월 달력을 게시한다.
● 오늘이 몇 년, 몇 월, 며칠, 무슨 요일인지 질문하며 달력 구성을 인식시킨다.

달력만들기놀이

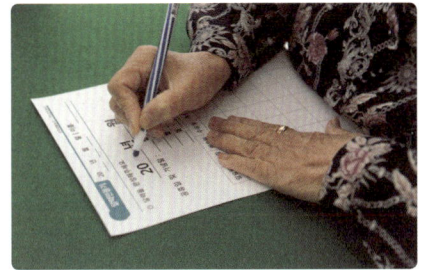

- 활동지 2단계와 색연필을 제공하고 '몇 년, 몇 월, 요일명'을 기입하도록 안내한다.
- 활동지 1단계 숫자판과 가위, 풀을 제공하고 숫자판을 '가로줄 또는 세로줄'로 자르고 해당 일자칸에 부착하여 달력을 완성한다.

- 거치대에 공휴일기념일카드를 게시하고 명칭, 의미와 일자를 질문하며 인식하도록 한다.
- 완성된 달력에 기념일을 표시하도록 안내한다.

 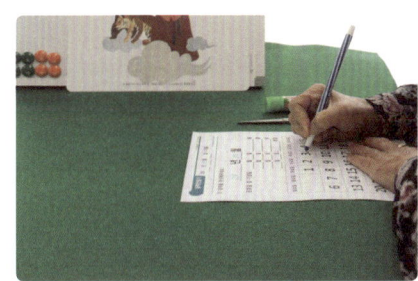

유의사항
- 10월 직전 또는 10월에 수행하는 것이 좋다.
- 달력의 요일과 구성을 인식하지 못하는 참여자는 한 단계씩 함께 진행하며 오류가 없도록 한다.

변형방법
- 토요일, 일요일, 공휴일 및 기념일 칸에 별도의 색상을 채색하게 한다.
- 각자의 생년월일을 말해 보게 한다.

인지재활놀이 | **카드인지놀이**

2 색판협동놀이

참가인원	참가자특성	진행형태	소요시간	진행자수
1~16명 내외	시각능력	(2~4인) 모둠별	20~45분	1명

색판을 이용하여 협동하며 활동을 완수하는 인지놀이

도구 (준비물)
· 색판
· 색판협동활동카드

보조도구
· 거치대

자극영역 및 강도
단기기억력 ★★★
복합사고력 ★★★
시공간파악 ★★★
행동·인격 ★★

주의사항
– 벨은 사용하기 전에 울려보는 연습이 필요함.

진행방법

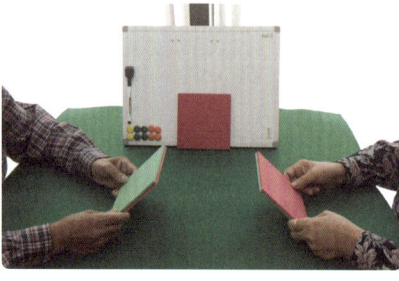

- 색판을 개인별로 1개씩 제공하며 '빨강'과 '초록' 양면으로 구성되어 있음을 인식시킨다.
- 거치대에 '빨강' 또는 '초록'을 말하면서 색판을 게시하고 색판을 돌려가며 사용하는 방법을 안내한다.

색판협동놀이

2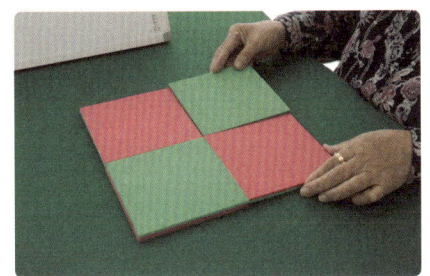

- 색판은 개인별로 2장, 4장을 추가 제공하며 다양한 색판구성으로 놓아본다.

- 색판을 모둠별로 16장씩 제공한다.
- 활동카드 1-1단계를 모둠별로 제공하며 활동카드와 동일하게 색판을 놓아 완성하도록 한다.
- 활동카드 1-6단계까지 반복 수행한다.
- 색판을 모둠별로 25장씩 추가 제공한다.
- 활동카드 2-1단계를 모둠별로 제공하며 활동카드와 동일하게 색판을 놓아 완성하도록 한다.
- 활동카드 2-6단계까지 반복 수행한다.

3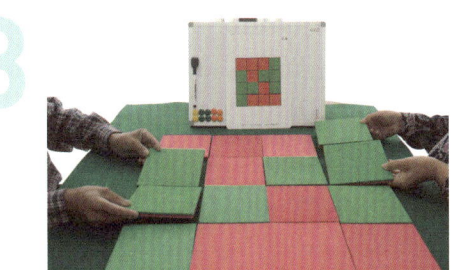

유의사항
- ▶ 조는 2인 또는 4인으로 구성하여 마주보고 앉도록 자리를 배치한다.
- ▶ 활동 수행 기준(내 앞 첫줄을 기준으로 할지, 상대방 첫줄을 기준으로 할지)이 합의되지 않아 다툼이나 혼선이 발생할 수 있으니 주의한다.
- ▶ 비슷한 인지수준으로 조를 구성해야 소외되는 참여자가 없다.

변형방법
- ▶ 활동카드 1, 2단계 12장을 무순서(랜덤)로 제시하며 응용 수행하도록 한다.

인지재활놀이 | 카드인지놀이

3 스피드카드 게임놀이

참가 인원	참가자 특성	진행 형태	소요 시간	진행자 수
1~16명 내외	시각 능력	(2인) 모둠별	20~45분	1~2명

화투와 과일카드를 다양한 샘플도안과 똑같이 빠르게 맞추는 활동을 수행하는 인지놀이

도구 (준비물)
· 화투과일활동카드
· 탁상카드 (화투과일)

보조 도구
· 가위바위보 카드
· 게임판G
· 벨
· 거치대

자극영역 및 강도
복합기억력 ★★★
시공간파악 ★★★
정서·행동·인격 ★★★

주의사항
– 게임판G를 모둠별로 제공하여 카드가 잘 잡히도록 함.
– 벨은 사용하기 전에 울려보는 연습이 필요함.

진행방법

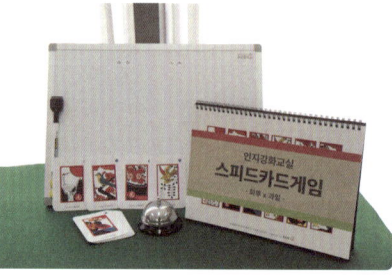

- 거치대에 화투과일카드를 게시하고 명칭을 질문하며 카드의 종류를 인식시킨다.
- 탁상카드 놀이방법을 보며 수행방법과 역할을 안내한다.

스피드카드게임놀이

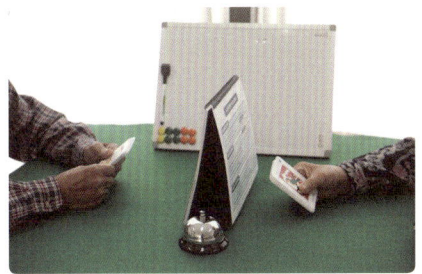

- 마주보는 첫 번째 2인조를 지정하고 게임판G를 책상 위에 깔고 벨과 탁상카드를 중간에 배치한다.
- 활동카드를 2인에게 각각 제공한다.
- 탁상카드의 놀이방법을 다시 한 번 읽게 한다.

- "시작"을 외치고 탁상카드 1-1단계로 넘기며 본인 앞 게임판G 위에 제시된 예시와 동일한 카드를 찾아 빨리 놓고 완료한 사람은 종을 치게 안내한다.
- 탁상카드 1-22단계를 반복 수행하고 승자를 확인한다.
- 다음 두 번째 2인조를 지정하고 반복 수행한다.

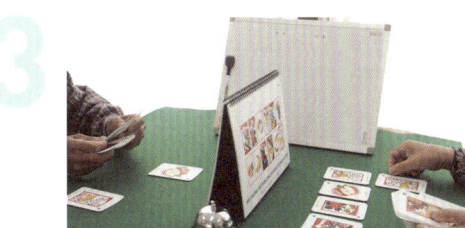

유의사항
- ▶ 2인 모둠별 순서대로 진행하고 나머지 참여자는 관람하도록 한다.
- ▶ 매 수행 순서마다 탁상카드 진행 역할을 명확히 안내한다.

변형방법
- ▶ 활동카드를 세트별로 분류, 정리하는 활동을 수행한다.
- ▶ 상하이게임 또는 원카드 게임을 수행한다.

인지재활놀이 | 카드인지놀이

4 십이지띠 놀이

참가인원	참가자 특성	진행 형태	소요 시간	진행자 수
1~16명 내외	시청각 능력	개별	20~45분	1명

십이지띠를 통해 나이와 십이지띠 순서를 알아보고 특성별로 분류하는 활동을 수행하는 인지놀이

도구 (준비물)
· 십이지띠카드
· 십이지띠활동카드
· 십이지띠게임판

보조 도구
· 게임판P
· 거치대

자극영역 및 강도
장기기억력 ★★★
언어능력 ★
판단사고력 ★★★
정서 ★★

주의사항
- 게임판P를 개인별로 제공하여 카드가 잘 잡히도록 함.
- 십이지띠게임판은 4명당 1개 제공함.

진행방법

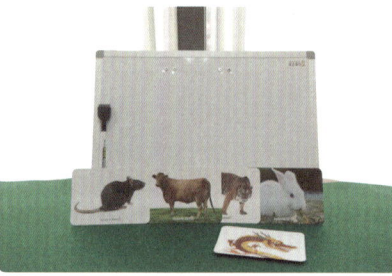

- 십이지띠활동카드와 게임판P를 개인별로 제공한다.
- 십이지띠카드를 한 장씩 거치대에 순서대로 게시하며 함께 명칭을 말하도록 한다.
- 참여자 '본인의 띠' 해당 카드를 찾아 본인의 띠와 나이를 소개하도록 한다.

2

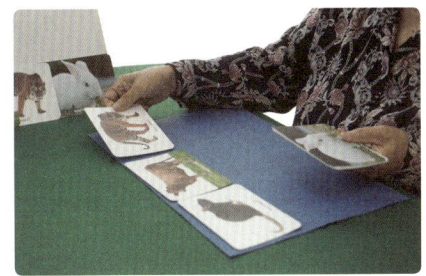

- 십이지띠를 순서대로 게임판P 위에 나열하도록 안내한다.
- 함께 정답을 맞춰보며 순서를 바르게 수정하게 한다.
- 스스로 순서를 완성할 때까지 2~5회 반복 수행한다.

3

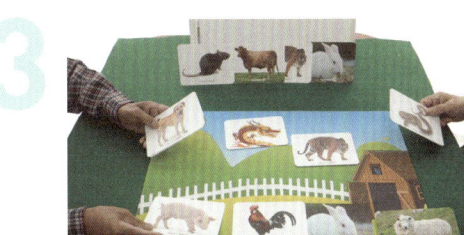

- 4인당 십이지띠활동카드 1세트만 남기고 나머지 카드를 수거한다.
- 십이지띠 게임판을 모둠별로 제공하고 함께 게임판 구성을 파악한다.
- 1인당 3장씩 카드를 나누도록 한다.
- 카드를 한 장씩 말하고 해당 카드를 가지고 있는 참여자에게 해당 띠가 서식(분포)하는 게임판 공간에 카드를 내려놓도록 안내한다.
- 나머지 카드도 모두 반복 수행한다.

유의사항
- ▶ 참여자 스스로 사물 명칭을 인식할 수 있도록 스무고개 수수께끼처럼 하나씩 귀띔을 주며 기회를 제공한다.
- ▶ 참여자의 나이를 사전에 파악한다.

변형방법
- ▶ 참여자간의 띠동갑 및 나이순서를 함께 헤아려 본다.

인지재활놀이 | 카드인지놀이

5 페이퍼 기억력놀이

다양한 카드의 명칭과 카드순서를 기억하며 수행하는 인지놀이

참가 인원	참가자 특성	진행 형태	소요 시간	진행자 수
1~16명 내외	시청각 능력	개별	20~45분	1~2명

도구 (준비물)
· 도형날씨카드
· 페이퍼기억활동지

보조 도구
· 색연필
· 게임판P
· 거치대

자극영역 및 강도
단기기억력 ★★★
언어능력 ★★

주의사항
- 색연필은 개인별로 1개씩 제공함.
- 필름카드와 게임판P를 개인별로 제공하여 필름카드를 쉽게 잡도록 함.

진행방법

1

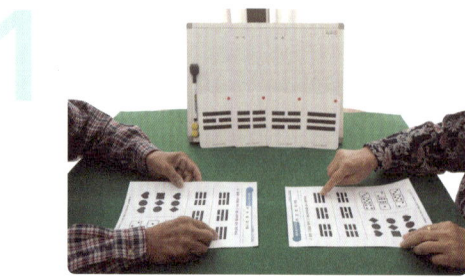

- 도형날씨카드를 하나씩 보여주고 거치대에 게시하며 명칭을 함께 말해본다.
- 활동지를 개인별로 제공하고 관찰하게 한다.
- 진행자가 손가락으로 호명하는 도형을 참여자에게 찾아 지목하게 한다.

페이퍼기억력놀이

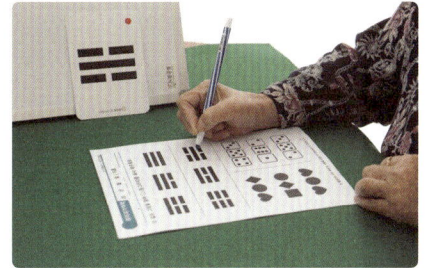

- 색연필을 참여자에게 제공한다.
- 거치대에 문항 순서와 내용에 해당되는 도형카드를 한 장씩 게시한다.
- 참여자는 제시된 도형카드와 동일한 도형을 활동지에서 찾아 ○(동그라미) 표시하도록 안내한다.

- 거치대에 날씨카드 중 임의의 한 장의 카드를 게시하고 참여자에게 활동지에서 찾아 ○(동그라미) 표시하도록 안내한다.
- 임의의 두 장의 카드를 순서대로 보여주고 거치대에 순서대로 뒤집어 게시한 다음 '두 번째' 보여준 카드와 같은 그림을 활동지에서 찾아 ○(동그라미) 표시하도록 안내한다.
- 카드수를 증가하며 카드 순서를 암기하고 특정 순서의 카드를 기억하여 활동지에서 찾아 ○(동그라미) 표시하도록 반복 수행한다.

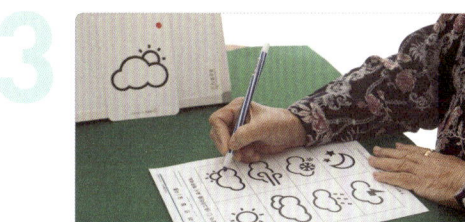

유의사항
- ▶ 참여자의 인지수준에 따라 수업 난이도 조절이 필요하다.
- ▶ 수행방법 자체를 인식하지 못하는 참여자는 단순 채색활동으로 대체한다.
- ▶ 수업이 예상보다 일찍 끝난 경우 채색활동을 수행하게 한다.

변형방법
- ▶ 도형날씨카드를 샘플로 보여주며 똑같이 그리게 한다.
- ▶ 도형날씨카드를 순서대로 보여준 후 암기하여 다시 순서대로 배치하도록 한다.

PART [02]

언어능력 인지영역

가나다판채우기놀이
사물구분하기놀이
주사위나무블록놀이
파인드단어놀이

인지재활놀이 | 카드인지놀이

6 가나다판 채우기놀이

참가인원	참가자 특성	진행형태	소요시간	진행자 수
1~16명 내외	시각 능력	개별	20~45분	1명

한글을 작성해보고 각 초성으로 시작하는 단어를 연상하여
한글로 기입하는 활동을 수행하는 인지놀이

도구 (준비물)
· 사물카드
· 가나다사물활동 카드
· 가나다판채우기 활동지

보조 도구
· 빈종이
· 색연필
· 거치대

자극영역 및 강도
장기기억력★★★
언어능력★★★
정서★★

주의사항
- 색연필은 개인별로 1개씩 제공함.

진행방법

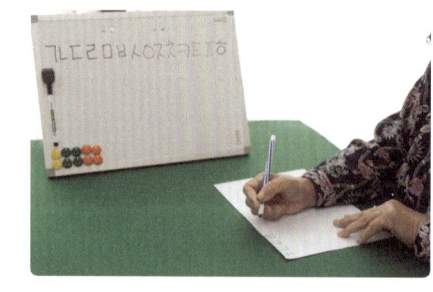

1
- 거치대에 'ㄱㄴㄷ~ㅎ'를 기입하여 참여자에게 보여주며 명칭을 질문하고 '한글'을 인식시킨다.
- 참여자와 함께 'ㄱㄴㄷ~ㅎ'를 말하며 다시 거치대에 기입한다.
- 빈 종이에 'ㄱㄴㄷ~ㅎ'를 순서대로 두 번 기입하도록 안내한다.

가나다판채우기놀이

2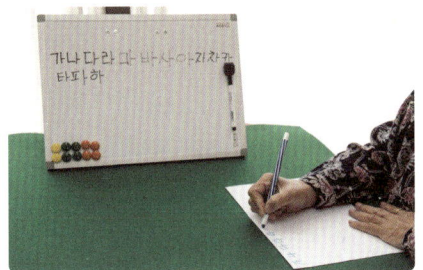

- 거치대에 '가나다~하'를 기입하며 참여자와 함께 '가나다~하'를 말해본다.
- 빈 종이에 '가나다~하'도 순서대로 두 번 기입하도록 안내한다.

- 가나다판채우기 활동지를 개인별로 제공한다.
- '가나다~하'로 시작하는 단어를 기억해 개인별로 기입하도록 안내한다.
- 가나다사물활동카드 활동을 시작하고 5분 후에 제공하여 그림을 참고해서 단어를 추가 기입하도록 안내한다.
- 거치대에 '가나다~하'로 시작하는 사물카드를 순서대로 보여주며 정답을 안내한다.

3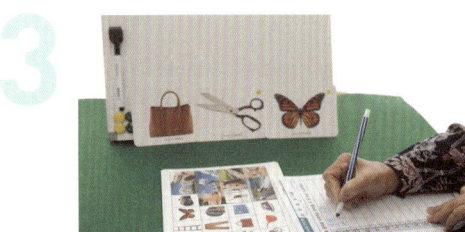

유의사항
▶ 한글을 인식하지 못하거나 기입을 못하는 참여자에게는 글자를 그림으로 인식하여 따라 그리도록 유도한다.
▶ 초성에 해당되는 단어를 떠올리지 못할 경우 스무고개 수수께끼처럼 특징을 귀띔하거나 해당 사물카드를 보여주며 기회를 제공한다.

변형방법
▶ 최종 한 명이 남을 때까지 참여자 한 명씩 돌아가며 '가나다~하'로 시작하는 단어를 말해 본다.

인지재활놀이 | 카드인지놀이

7 사물구분하기 놀이

참가인원	참가자특성	진행형태	소요시간	진행자수
1~16명 내외	시각능력	개별	20~45분	1명

다양한 동물과 식물 그림을 통해 사물의 명칭을 알아보고 사물의 특성별로 분류하는 활동을 수행하는 인지놀이

도구 (준비물)
· 생물카드
· 사물구분활동카드

보조도구
· 보드펜 (또는 색연필)
· 거치대

자극영역 및 강도
복합기억력 ★★★
언어능력 ★★★
판단사고력 ★★★
정서 ★

주의사항
– 색연필은 개인별로 1개씩 제공함.

진행방법

1

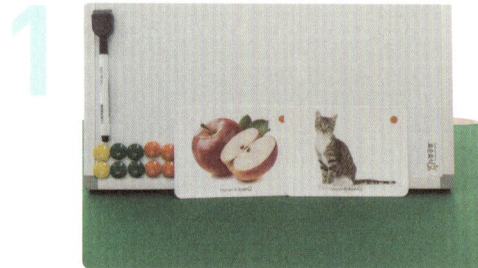

- 생물카드를 한 장씩 거치대에 게시하며 참여자가 명칭을 말하도록 한다.
- 각 사물의 특징과 울음소리를 질문하며 말하도록 한다.
- 나머지 생물카드를 모두 반복 수행한다.

사물구분하기놀이

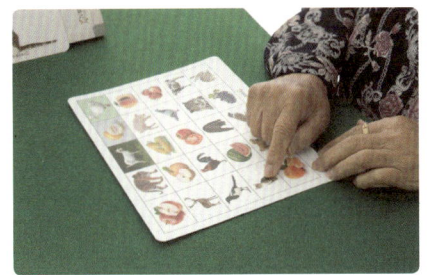

- 활동카드를 개인별로 제공한다.
- 거치대에 활동카드를 게시하고 활동카드의 생물을 순서대로 하나씩 손가락으로 지목하며 함께 명칭을 말하도록 한다.

- 보드펜을 개인별로 제공하여 활동카드에서 '과일'을 모두 찾아 ○(동그라미) 표시를 하도록 안내한다.
- 날짐승(새), 가축, 짐승별로 찾아 □(네모), △(세모), ◇(마름모) 표시를 하도록 안내한다.

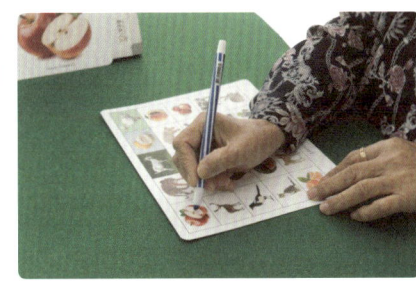

유의사항
▶ 참여자 스스로 사물 명칭을 인식할 수 있도록 스무고개 수수께끼처럼 하나씩 귀띔을 주면서 기회를 제공한다.
▶ 사용한 활동카드의 펜자국은 바로 지워야 한다.

변형방법
▶ 생물 특성(과일, 새, 가축, 짐승)별 수를 세어보고 전체 생물 수를 합계 내어 본다.

인지재활놀이 | 카드인지놀이

8. 주사위나무 블록놀이

참가인원	참가자특성	진행형태	소요시간	진행자수
1~16명 내외	시청각 능력	(2~4인) 모둠별	20~45분	1명

주사위의 6면 숫자의 다양한 언어적 표현방법과 나무블록의 수를 연동하여 수행하는 인지놀이

도구(준비물)
· 주사위
· 나무블록
· 주사위카드

보조도구
· 가위바위보 카드
· 게임판P
· 거치대

자극영역 및 강도
언어능력 ★★★
행동·인격 ★★

주의사항
- 나무블록은 2단계 개인별 10개씩 제공한다.
- 게임판P를 개인별로 제공하여 나무블록과 주사위가 잘 보이도록 한다.

진행방법

1
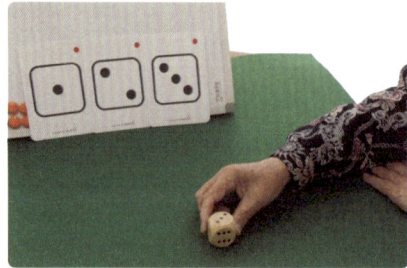

● 주사위를 개인별로 제공한다.
● 제공된 주사위의 명칭을 묻고, 거치대에 주사위카드를 '1~6'까지 게시한 후, 참여자가 해당 면을 찾도록 안내한다.
● 제공된 주사위의 사용방법을 묻고 굴리는 시범을 보인다.
● 순서대로 한 명씩 주사위를 굴리고 나온 면의 숫자를 말하도록 한다.

주사위나무블록놀이

2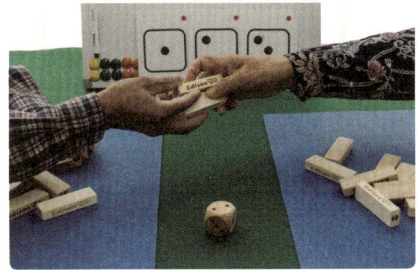

- 나무블록을 개인별로 제공한다.
- 마주보는 2인씩 짝 모둠을 만들고 한 명씩 순서대로 주사위를 굴려 나온 수만큼 상대편의 나무블록을 가져오도록(뺏도록) 안내한다.
- 누군가의 나무블록이 모두 없어질 때까지 반복하며 승자를 정하고 2~3회 반복 수행한다.

- 나무블록을 마주보는 가운데로 중간중간 모두 합친다.
- 주사위를 순서대로 굴려 나온 수만큼 나무블록을 가져오도록 안내한다.
- 나무블록이 모두 없어질 때까지 순서대로 반복하고 나무블록을 가장 많이 가져온 승자를 확인하며 2~3회 반복 수행한다.

3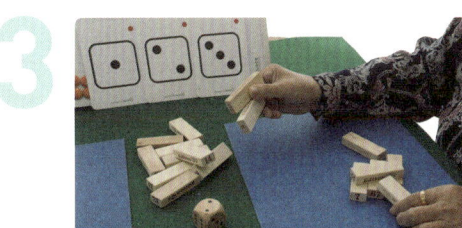

유의사항
- ▶ 나무블록이 바닥으로 떨어질 경우 참여자가 줍다가 머리를 부딪치거나 낙상할 위험이 있으니 바닥에 떨어져도 그대로 둘 것을 사전에 안내하고 진행자가 줍도록 한다.
- ▶ 수행방법 자체를 인식하지 못하는 참여자는 주사위를 굴리는 역할만 수행하도록 하며 참여를 유도한다.

변형방법
- ▶ 2개의 주사위를 굴려 나온 두자리수에 해당하는 나무블록을 빨리 가져오는 활동을 수행해 본다. 단, 나무블록에 숫자가 표기되어 있어야 한다.

인지재활놀이 | 카드인지놀이

9. 파인드단어 놀이

참가인원	참가자 특성	진행 형태	소요 시간	진행자 수
1~16명 내외	시각 능력	개별	20~45분	1명

콩쥐팥쥐 이야기를 이용하여 전체 이야기를 회상하고 지문에서 특정단어를 찾는 인지놀이

도구 (준비물)
· 콩쥐팥쥐카드
· 파인드단어 활동지

보조 도구
· 거치대

자극영역 및 강도
복합기억력★★
언어능력★★★
정서★★★

주의사항
- 색연필을 개인별로 1개씩 제공함.

진행방법

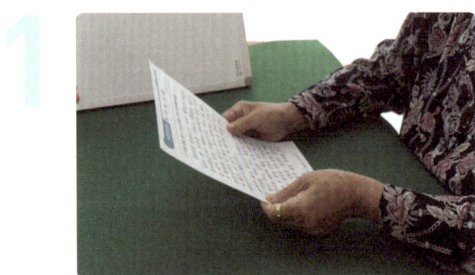

1
- 활동지를 개인별로 제공한다.
- 활동지를 대표 한 명에게 큰소리로 읽게 한다.
- 어떤 이야기인지 참여자에게 물으며 콩쥐팥쥐를 인식시킨다.
- 모두 함께 다시 한 번 큰소리로 읽어본다.

파인드단어놀이

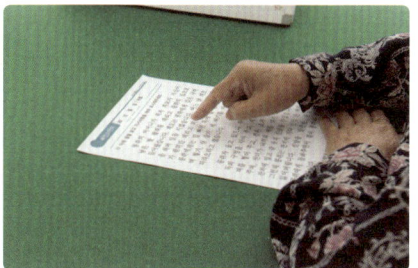

- 각자가 기억하고 있는 콩쥐팥쥐 이야기를 말해본다.

- 거치대에 콩쥐팥쥐카드를 게시하고 명칭을 말하며 해당하는 한글을 인지하도록 안내한다.
- 거치대에 콩, 팥, 쥐 순서대로 카드를 하나씩 남기고 활동지에서 해당 글자를 찾아 각각 '☆, △, □'로 표시하게 안내하며 반복 수행한다.

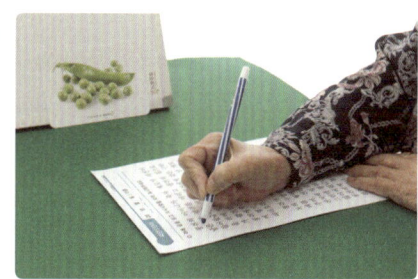

유의사항
▶ 한글을 인식하지 못하거나 기입할 줄 모르는 참여자는 한글을 그림으로 인식하여 수행하도록 한다.

변형방법
▶ '콩, 팥, 쥐'가 각각 몇 자씩인지 헤아려 본다.

PART [03]

판단 및 추상적 사고력 인지영역

나무블록놀이
몬드리안가나다놀이
시계만들기놀이
윷놀이인지놀이
주사위인지놀이
펜토미노사각퍼즐놀이B
펜토미노하트퍼즐놀이B

인지재활놀이 | 카드인지놀이

10 나무블록 놀이

참가 인원	참가자 특성	진행 형태	소요 시간	진행자 수
1~16명 내외	시각 능력	개별	20~45분	1명

나무블록을 이용하여 샘플도안을 따라 구성하는 활동을 수행하는 인지놀이

도구 (준비물)
· 나무블록
· 나무블록 활동카드

보조 도구
· 거치대

자극영역 및 강도
복합사고력 ★★★
시공간파악 ★★★
행동·인격 ★★

주의사항
— 나무블록은 개인별 최소 10개 이상씩 제공함.

진행방법

1
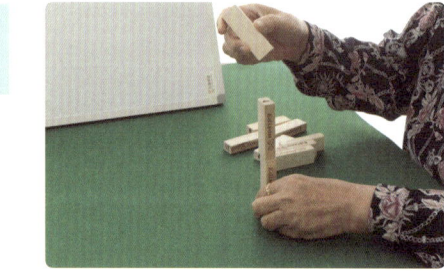
- 나무블록을 개인별로 10개씩 제공한다.
- 나무블록을 각자 가로, 세로로 높이 쌓아 본다.

나무블록놀이

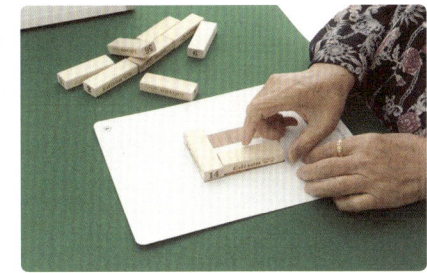

- 활동카드 1단계를 개인별로 제공하고 카드 위에 동일하게 블록을 찾아 맞추도록 안내한다.
- 활동카드 6단계까지 반복 수행한다.

- 다시 활동카드 1단계부터 카드를 참고하여 책상 위에 동일한 입체 모양으로 쌓도록 안내한다.
- 활동카드 6단계까지 반복 수행한다.

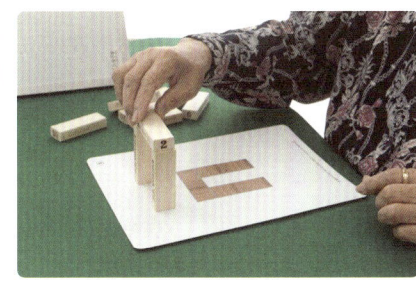

유의사항
▶ 나무블록이 바닥으로 떨어질 경우 참여자가 줍다 머리를 부딪치거나 낙상을 할 위험이 있으니 바닥에 떨어져도 그대로 둘 것을 사전에 안내하고 진행자가 줍도록 한다.
▶ 편마비 또는 손떨림이 있는 참여자도 움직일 수 있는 손으로 천천히 참여하도록 수행 속도를 조절한다.

변형방법
▶ 활동카드를 참고하여 책상 위에 동일하게 누운 모양으로 놓도록 한다.
▶ 나무블록을 더 제공하며 자유 쌓기 또는 살고 싶은 집 쌓기를 수행한다.

인지재활놀이 | 카드인지놀이

 몬드리안 가나다놀이

참가 인원	참가자 특성	진행 형태	소요 시간	진행자 수
1~16명 내외	시각 능력	개별	20~45분	1명

색상표를 보고 해당되는 명칭을 찾아 해당 색상으로 채색하는 협응활동을 수행하는 인지놀이

도구 (준비물)
- 색상표활동카드
- 명화카드
- 몬드리안가나다 활동지

보조 도구
- 색연필
- 거치대

자극영역 및 강도
언어능력 ★
복합사고력 ★★★
행동·인격 ★★

주의사항
– 색연필은 2~4명씩 공동 제공함.

진행방법

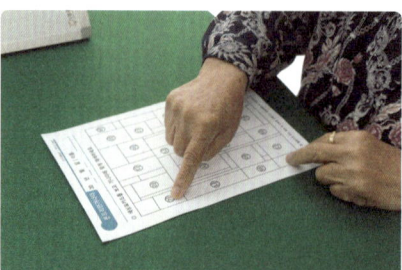

- 활동지를 개인별로 제공하고 관찰하도록 한다.
- 활동지에 글자가 있는지 질문하며 '가나다'를 찾아 손가락으로 지목하도록 안내한다.
- '가나다'가 각각 몇 개씩 있는지 함께 헤아려 본다.

몬드리안가나다놀이

2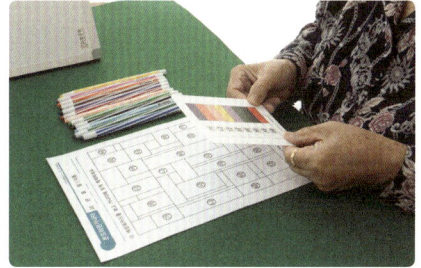

- 활동카드를 개인별로 제공한다.
- 활동카드의 '가나다'마다 각각 다른 색상이 표시되어 있는 것을 안내한다.
- 참여자 색상표카드의 '가나다' 색상명을 말하게 한다.

- 색연필을 제공하며 활동지의 가나다 칸에 활동카드의 색상을 참조하여 동일한 색상으로 채색하도록 안내한다.
- 활동을 모두 완료한 후 명화카드를 거치대에 게시하고 '몬드리안'이라는 서양화가를 소개하며 수행한 활동지와 함께 참여자에게 감상하도록 안내한다.

3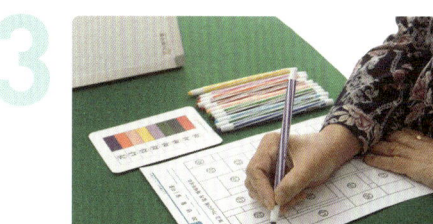

유의사항
- ▶ 수행방법 자체를 인식하지 못하는 참여자는 활동지 칸마다 서로 다른 색상을 채색하며 활동을 수행하게 한다.
- ▶ '가나다' 문자는 알고 있지만 수행방법을 일부 인식하지 못하는 참여자는 진행자가 활동지의 칸에 해당 색상으로 표시를 해주고 귀띔을 해주면서 채색하도록 한다.
- ▶ 빠르게 수행하는 참여자는 새로운 활동카드와 활동지를 제공하여 추가 수행하도록 한다.

변형방법
- ▶ 빈종이를 제공하고 채색된 활동지를 참조하여 역으로 색상표를 만들어 보게 한다.

인지재활놀이 | 카드인지놀이

 시계만들기 놀이

참가인원	참가자 특성	진행 형태	소요 시간	진행자 수
1~16명 내외	시청각 능력	개별	20~45분	1~2명

시계를 만들고 일상생활과 시간을 연결하는 활동을 수행하는 인지놀이

도구(준비물)
· 시계만들기세트
· 어르신생활카드

보조도구
· 가위
· 보드펜
· 거치대

자극영역 및 강도
장기기억력 ★★
복합사고력 ★★★
시공간파악 ★★★
행동·인격 ★★

주의사항
− 가위는 특별히 조심하여 사용할 것을 안내하고 사용하기 직전에 제공했다가 사용을 마치면 바로 수거함.

진행방법

1

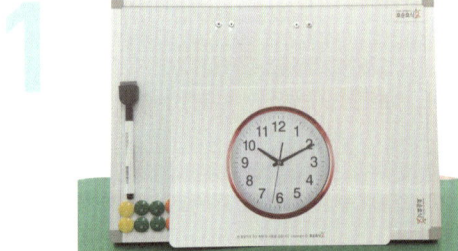

- 생활카드 중 시계카드를 거치대에 게시하며 명칭과 용도를 말하도록 한다.
- 시계 구성인 '숫자, 시침, 분침'을 안내하고 시계 보는 방법을 확인시킨다.

시계만들기놀이

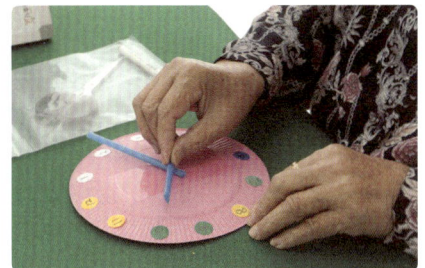

- 시계만들기세트와 보드펜을 개인별로 제공하고 스티커에 '1~12'까지의 숫자를 기입한다.
- 접시의 뒷면 테두리를 따라 숫자 쓴 스티커를 시계의 12 방향으로 부착하도록 안내한다.
- 빨대와 가위를 개인별로 제공하고 길이를 다르게 잘라 시침과 분침을 만든다.

- 생활카드 1단계부터 거치대에 게시하고 '등원, 간식, 식사, 프로그램 참여, 퇴원' 등의 생활을 순서대로 확인하며, 해당 시간을 말하고 시계에 시간을 맞추도록 한다.
- 생활카드를 반복 수행한다.

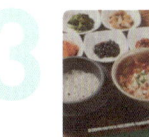
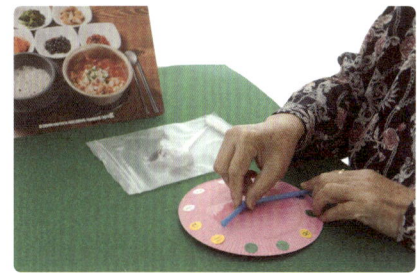

유의사항
▶ 수행방법 자체를 인식하지 못하는 참여자는 진행자가 시계를 만들어 제공한다.
▶ 수행방법을 완벽하게 인식하지 못하는 참여자는 시침과 분침을 그림처럼 따라하라고 안내한다.

변형방법
▶ 참여자가 순서대로 시간을 제시하면 함께 해당 시간으로 시계를 맞춰 보게 한다.

인지재활놀이 | 카드인지놀이

13 윷놀이인지놀이

참가인원	참가자특성	진행형태	소요시간	진행자수
1~16명 내외	시청각 능력	개별 및 모둠별	20~45분	1명

전통놀이인 윷놀이의 말판 전개 활동을 수행하는 인지놀이

도구 (준비물)
- 안전윷가락
- 윷놀이말판게임판
- 윷놀이말판활동지
- 말

보조도구
- 색연필
- 거치대

자극영역 및 강도
- 복합기억력 ★★
- 판단사고력 ★★★
- 정서·행동·인격 ★★★

주의사항
- 윷가락이 바닥으로 떨어질 경우 참여자가 줍다 머리를 부딪치거나 낙상을 할 위험이 있으니 바닥에 떨어져도 그대로 둘 것을 사전에 안내하고 진행자가 줍도록 함.
- 색연필은 1인당 1개씩 제공함.

진행방법

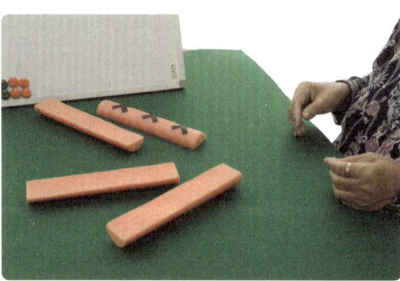

- 윷가락을 보여주며 명칭을 말하도록 한다.
- 윷가락의 도개걸윷모 모양을 순서대로 보여주며 명칭을 말하도록 안내한다.
- 윷가락을 순서대로 던져 나온 가락의 명칭을 말하도록 안내한다.

윷놀이인지놀이

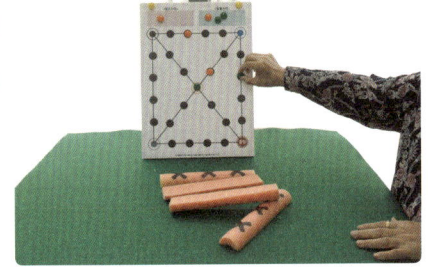

2

- 윷놀이말판게임판을 거치대에 게시하며 명칭과 용도, 전개 방법을 인지하도록 한다.
- 윷가락을 순서대로 던져 나온 가락을 함께 말판에 전개하며 2~3회 반복 수행한다.
- 두 모둠으로 편을 나누어 교대로 윷가락을 던져 나온 가락을 함께 말판에 전개하며 2~3회 반복 수행한다.

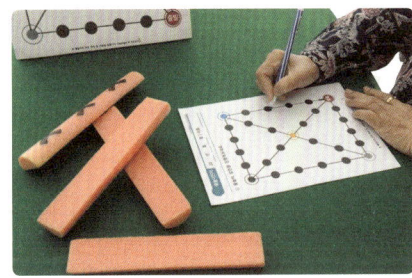

3

- 활동지와 색연필을 개인별로 제공한다.
- 윷가락을 순서대로 던져 나온 가락을 활동지에 개인별로 표시하며 전개하도록 안내한다.

유의사항
- ▶ 수행방법 자체를 인식하지 못하는 참여자는 윷가락을 던지는 활동을 수행하도록 하면서 참여를 유도한다.
- ▶ 말판을 전개하는 전략이 다양하여 언쟁이 발생할 여지가 있음을 인식하고 중재하면서 진행한다.

변형방법
- ▶ 두 명이 짝이 되어 두 가락씩 함께 던지는 협동윷놀이를 수행한다.

인지재활놀이 | 카드인지놀이

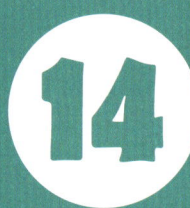 주사위인지 놀이

참가인원	참가자특성	진행형태	소요시간	진행자수
1~16명 내외	시청각 능력	개별	20~45분	1명

주사위의 6면 숫자의 다양한 언어적 표현방법을 알아보고 주사위를 이용하여 간단연산을 수행하는 인지놀이

도구 (준비물)
· 주사위
· 주사위카드
· 주사위활동지

보조 도구
· 색연필
· 거치대

자극영역 및 강도
언어능력 ★★
복합사고력 ★★★
정서·행동·인격 ★★

주의사항 – 색연필은 개인별로 1개씩 제공함.

진행방법

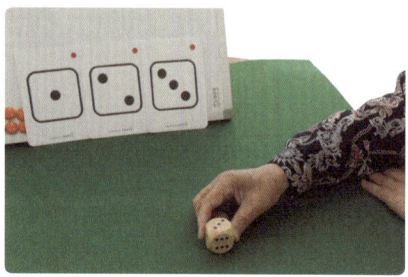

- 주사위를 개인별로 제공한다.
- 제공된 주사위의 명칭을 묻고, 거치대에 주사위카드를 '1~6'까지 게시하면서 해당 면을 찾도록 안내한다.
- 제공된 주사위의 사용방법을 묻고 굴리는 시범을 보인다.
- 순서대로 한 명씩 주사위를 굴리고 나온 면의 숫자를 말하도록 한다.

주사위인지놀이

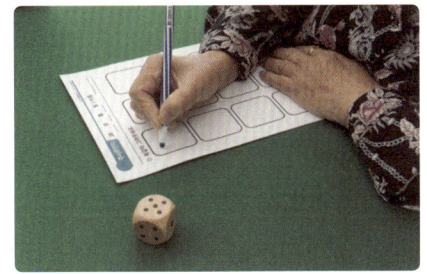

2
- 활동지 1단계와 색연필을 제공한다.
- 활동지 1단계에 방금 전 확인한 주사위의 1~6까지의 모양을 따라 그리도록 한다.
- 한 명씩 돌아가며 주사위를 굴리고 나온 숫자를 말하면 모두 활동지에 해당 주사위 모양을 그리도록 안내한다.
- 활동지 1단계가 완성될 때까지 돌아가며 반복 수행한다.

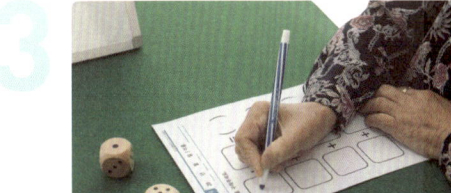

3
- 활동지 2단계를 제공한다.
- 참여자 2명이 주사위를 굴리고 나온 숫자를 말하면 해당 주사위카드를 거치대에 게시하고 참여자가 활동지 2단계에 따라 그리도록 한다.
- 두 수를 연산한 결과를 기입하며 반복 수행한다.

유의사항
- ▶ 주사위가 바닥으로 떨어질 경우 참여자가 줍다가 머리를 부딪치거나 낙상을 할 위험이 있으니 바닥에 떨어져도 그대로 둘 것을 사전에 안내하고 진행자가 줍도록 한다.
- ▶ 수행방법 자체를 인식하지 못하는 참여자는 주사위를 굴리거나 반복 그리기를 하며 참여하도록 유도한다.

변형방법
- ▶ 거치대에 주사위카드를 제시하면 참여자 모두 주사위를 굴려 해당 주사위 면이 나올 때까지 주사위를 굴리는 활동을 수행한다.

인지재활놀이 | 카드인지놀이

15. 펜토미노사각 퍼즐놀이B

참가인원	참가자특성	진행형태	소요시간	진행자수
1~16명 내외	시각능력	개별 및 (2~4인) 모둠별	20~45분	1명

직접 제작한 펜토미노 조각을 다양한 퍼즐판에 맞추는 활동을 수행하는 인지놀이

도구(준비물)
· 펜토미노사각 활동카드

보조도구
· 펜토미노사각퍼즐놀이A 결과물(조각)
· 게임판P
· 거치대

자극영역 및 강도
추상사고력 ★★★
시공간파악 ★★★

주의사항
- 게임판P를 개인별로 제공하여 퍼즐조각이 잘 잡히도록 함.
- 펜토미노 조각이 날아갈 수 있으니 선풍기나 에어컨의 바람방향을 조정함.
- 펜토미노사각퍼즐놀이A에서 제작한 퍼즐조각을 준비함.

진행방법

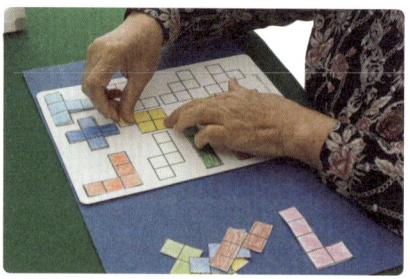

- 펜토미노사각퍼즐놀이A(p64 참조, 놀이번호 23) 결과물인 퍼즐조각과 활동카드 1단계, 게임판P를 개인별로 제공한다.
- 지난 활동을 참여자에게 회상시키고 동일한 조각을 활동카드에 맞추며 퍼즐조각이 모두 있음을 확인하도록 안내한다.

펜토미노사각퍼즐놀이B

2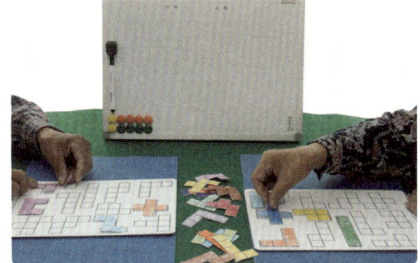

- 2인별로 조를 묶어 퍼즐조각을 섞고 각자의 활동카드 1단계에 같은 조각을 맞추도록 안내한다.
- 3~4인별로 조를 계속 묶어 퍼즐조각을 섞고 활동카드에 조각을 맞추는 활동을 반복한다.

- 활동카드 2단계를 개인별로 제공한다.
- 활동카드 2단계를 거치대에 게시하며 조각 3개로 15칸을 채우는 수행방법을 안내한다. 단, 빈칸 또는 조각 일부가 겹치는 칸이 없어야 한다.
- 활동카드를 바꿔가며 조각 4개, 조각 6개로 20칸, 30칸을 채우는 활동을 반복 수행한다.

3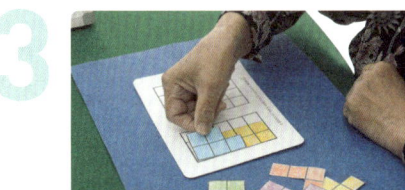

유의사항
▶ 수행방법 자체를 인식하지 못하는 참여자는 새로운 활동지를 제공하여 채색 활동을 다시 실시하도록 한다.
▶ 수행방법은 인식하였으나 수행을 진행하지 못하는 참여자는 조각모양을 선별해주거나 귀뜸을 제공하여 수행을 유도한다.
▶ 인지수준이 중간 정도인 참여자는 활동카드 1단계를 반복 수행하도록 한다.

변형방법
▶ 5의 배수 칸의 활동카드를 제작하고 난이도를 높여 조각 맞추기를 수행한다.

인지재활놀이 | 카드인지놀이

 펜토미노하트 퍼즐놀이B

참가 인원	참가자 특성	진행 형태	소요 시간	진행자 수
1~16명 내외	시각 능력	개별 및 (2~4인) 모둠별	20~45 분	1명

직접 제작한 펜토미노 조각을 다양한 퍼즐판에 맞추는 활동을 수행하는 인지놀이

도구 (준비물)
· 펜토미노하트 활동카드

보조 도구
· 펜토미노하트 퍼즐놀이A 결과물(조각)
· 게임판P
· 거치대

자극영역 및 강도
추상사고력 ★★★
시공간파악 ★★★

주의사항
- 게임판P를 개인별로 제공하여 퍼즐조각이 잘 잡히도록 함.
- 펜토미노 조각이 날아갈 수 있으니 선풍기나 에어컨의 바람방향을 조정함.
- 펜토미노사각퍼즐놀이A에서 제작한 퍼즐조각을 준비함.

진행방법

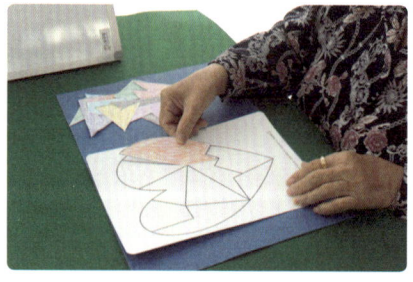

● 펜토미노하트퍼즐놀이A(p66 참조, 놀이번호 24) 결과물인 퍼즐조각과 활동카드1단계, 게임판P를 개인별로 제공한다.

● 지난 활동을 참여자에게 회상시키고 동일한 조각을 활동카드에 맞추며 퍼즐조각이 모두 있음을 확인하도록 안내한다.

2

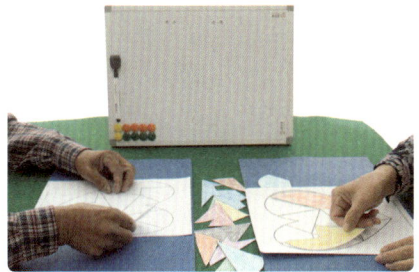

- 2인별로 조를 묶어 퍼즐조각을 섞고 각자의 활동카드 1단계에 같은 조각을 맞추도록 안내한다.
- 3~4인별로 조를 묶어 퍼즐조각을 섞고 활동카드에 조각을 맞추는 활동을 반복한다.

- 활동카드 2단계를 개인별로 제공한다.
- 활동카드 2단계를 거치대에 게시하고 조각 모두를 사용하여 빈틈없이 활동카드를 채우는 수행방법을 안내한다.
- 활동카드 1단계를 예시로 보며 활동카드 2단계에 하트모양을 그대로 맞추도록 안내한다.
- 활동카드 2단계를 반복 수행한다.

3

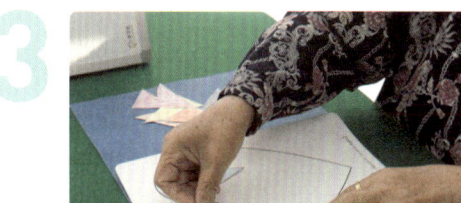

유의사항
- ▶ 수행방법 자체를 인식하지 못하는 참여자는 새로운 활동지를 제공하여 채색 활동을 다시 실시하도록 한다.
- ▶ 수행방법은 인식하였으나 수행을 진행하지 못하는 참여자는 조각모양을 선별해주거나 귀띔을 제공하며 수행을 유도한다.
- ▶ 인지수준이 중간 정도의 참여자는 활동카드1단계를 반복 수행하도록 한다.

변형방법
- ▶ 활동카드 1단계를 암기 후 엎어놓고 게임판P에 하트모양을 똑같이 맞추도록 한다. 완성하지 못할 경우 활동카드를 중간중간 귀띔으로 암기한 후 수행하도록 한다.

[PART 04]

시공간 파악능력 인지영역

공기한줄놀이
달걀판인지놀이
몬드리안그림놀이
별별도형놀이
색솜데칼코마니놀이
칠교구성놀이
펜토미노사각퍼즐놀이A
펜토미노하트퍼즐놀이A

인지재활놀이 | 카드인지놀이

17 공기한줄놀이

참가인원	참가자특성	진행형태	소요시간	진행자수
1~16명 내외	시각능력	개별	20~45분	1명

공깃돌을 이용하여 동일한 색상과 위치에 미션에 따라 재구성하여 수행하는 인지놀이

도구(준비물)
- 색색공깃돌
- 공기한줄활동카드

보조도구
- 게임판P
- 거치대

자극영역 및 강도
- 복합사고력 ★★★
- 시공간파악 ★★★

주의사항
– 공깃돌을 사탕으로 인식하여 삼키지 않도록 주의함.
– 게임판P를 개인별로 제공하여 공깃돌과 활동카드가 잘 잡히도록 함.
– 공깃돌은 2~4명씩 공동 사용하도록 하며 최소 개인별로 12개 이상씩 제공함.

진행방법

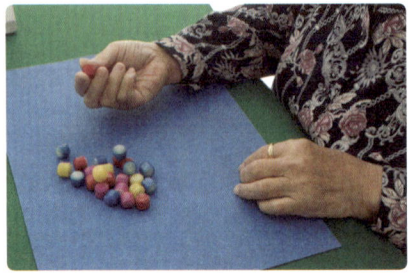

- 게임판P와 공깃돌을 개인별로 제공하며 공깃돌 명칭과 용도, 색상을 질문하며 인식시킨다.
- 공깃돌 색상과 개수를 제시하고 개인별로 찾는 활동을 반복 수행한다.

공기한줄놀이

2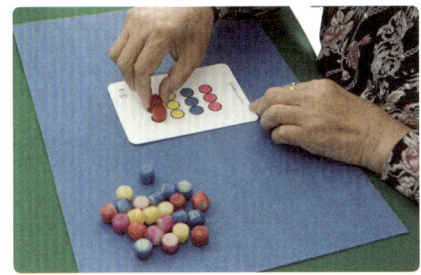

- 활동카드 1-1단계를 개인별로 제공한다.
- 활동카드 1-1단계를 거치대에 게시하며 '공깃돌 색상과 위치'와 동일하게 놓도록 안내한다.
- 활동카드 3-4단계까지 반복 수행한다.

- 활동카드 4-1단계를 개인별로 제공하고 관찰하게 한다.
- 활동카드와 동일하게 놓아 맞추도록 하며 필요시 2층으로 올린다는 귀띔을 안내한다.
- 활동카드 4-2단계까지 반복 수행한다.

3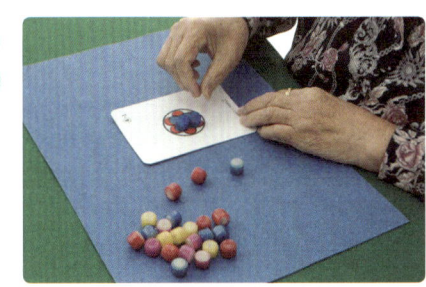

유의사항
- ▶ 수행방법 자체를 인식하지 못하는 참여자는 자유 쌓기 또는 색상별 분류하기로 활동참여를 유도한다.
- ▶ 자유롭게 공기놀이를 하는 참여자는 잠시 시간을 제공한다.
- ▶ 빠르게 수행하는 참여자는 높이 쌓기와 자유쌓기, 공기놀이 등을 안내한다.

변형방법
- ▶ 게임판P에 높이 쌓기를 한다.
- ▶ 5돌 또는 만보 공기놀이를 한다.

인지재활놀이 | 카드인지놀이

18 달걀판인지놀이

참가인원	참가자특성	진행형태	소요시간	진행자수
1~16명 내외	시청각 능력	개별	20~45분	1명

달걀판을 이용하여 공간을 인식하고 협응 수행하는 인지놀이

도구(준비물)
- 달걀판
- 볼풀공

보조도구
- 바구니
- 거치대

자극영역 및 강도
단기기억력 ★
복합사고력 ★★★
시공간파악 ★★★
행동·인격 ★★★

주의사항
- 볼풀공이 바닥으로 떨어질 경우 참여자가 줍다 머리를 부딪치거나 낙상을 할 위험이 있으니 바닥에 떨어져도 그대로 둘 것을 사전에 안내하고 진행자가 줍도록 함.
- 볼풀공을 색상별로 골고루 바구니에 담아 2~4명씩 공동 사용하도록 제공함.
- 달걀판은 개인별로 1개씩 제공함.

진행방법

1

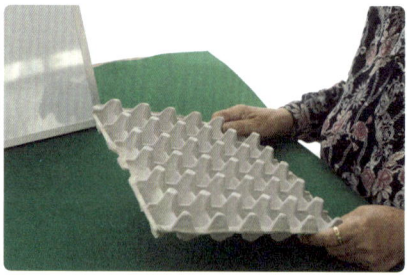

- 달걀판을 제공하며 이름, 용도를 묻고 말하도록 안내한다.
- 달걀판 칸의 수를 묻고 함께 헤아려 본다.
- 달걀판의 가로줄, 세로줄의 수를 함께 헤아려 본다.

달걀판인지놀이

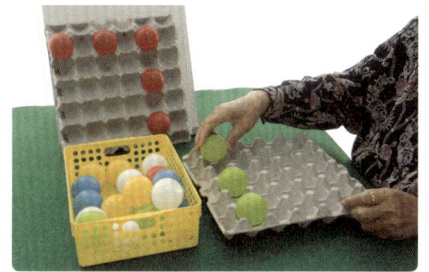

- 볼풀공을 제공한다.
- 거치대에 달걀판을 게시하고 'ㄱ, ㄴ, ㄷ, ㅁ, ㅅ, ㅈ'를 하나씩 기입하며 볼풀공을 가져다 각각 똑같은 모양으로 달걀판에 놓게 한다.
- '□, △, ☆'를 동일하게 수행하도록 안내하며 반복 수행한다.

- 거치대에 달걀판을 아파트로 안내하고 게시하며 가로줄을 1층, 2층으로 세로줄을 1호, 2호로 아파트 주소처럼 인식하도록 안내한다.
- '빨강 볼풀공을 204호'에, '파랑 볼풀공을 503호'에 이런 식으로 규칙을 정해 안내하며 해당 칸에 놓도록 한다.
- 달걀판에 공이 가득 차게 반복수행하며 마지막에 정답을 함께 확인한다.

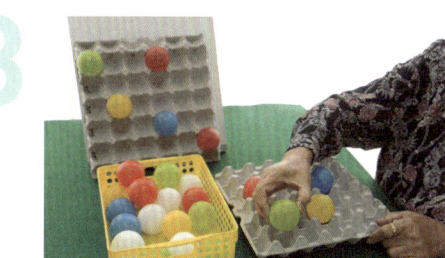

유의사항
- 수행방법 자체를 인식하지 못하는 참여자는 달걀판에 자유 놓기 또는 단일 색상 놓기로 활동참여를 유도한다.

변형방법
- '204호에 빨강이웃이 이사왔다', '501호 이웃이 이사갔다'와 같이 볼풀공을 놓았다 뺐다 하면서 반복한다.
- 참여자가 돌아가며 볼풀공 색상과 호수를 호명하며 수행한다.

인지재활놀이 | 카드인지놀이

19 몬드리안 그림놀이

참가인원	참가자특성	진행형태	소요시간	진행자수
1~16명 내외	시각능력	개별	20~45분	1명

샘플도안을 보고 동일한 색상과 위치에 따라 그리기를 수행하는 인지놀이

도구(준비물)
- 몬드리안활동카드
- 명화카드
- 몬드리안그림활동지

보조도구
- 색연필
- 거치대

자극영역 및 강도
- 언어능력 ★
- 시공간파악 ★★★
- 행동·인격 ★

주의사항
– 색연필은 2~4명씩 공동 사용하도록 제공함.

진행방법

1

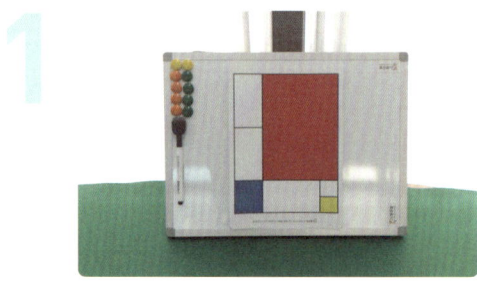

- 명화카드를 거치대에 게시하며 '몬드리안'이라는 서양화가를 소개하고 참여자에게 감상하도록 한다.
- 몬드리안명화의 그림원리를 질문하고, 다양한 크기의 사각형에 빨강, 노랑, 파랑, 검정 색상이 채색되어 있는 그림원리를 안내한다.

몬드리안그림놀이

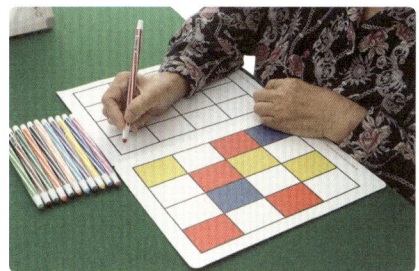

- 활동카드 1단계(16칸)와 활동지를 개인별로 제공하고 관찰하도록 한다.
- 활동카드를 보고 동일한 위치에 동일한 색상을 채색하도록 안내한다.

- 활동카드 2~3단계와 활동지를 개인별로 제공하며 반복 수행하도록 한다.

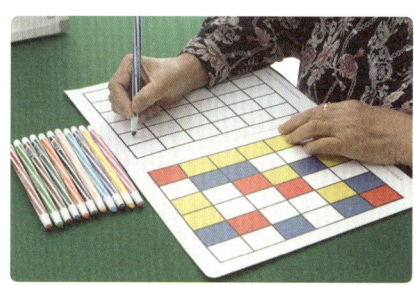

유의사항	▶ 수행방법 자체를 인식하지 못하는 참여자는 단순 채색 활동으로 유도·대체한다. ▶ 빠르게 수행하는 참여자는 다른 활동카드와 활동지를 제공하여 추가 수행하도록 한다.
변형방법	▶ 빈 A4용지에 검정색 색연필로 직접 사각공간을 나누는 선을 긋고 자신만의 몬드리안 작품을 그리도록 한다.

인지재활놀이 | 카드인지놀이

20 별별도형놀이

참가인원	참가자 특성	진행 형태	소요 시간	진행자 수
1~16명 내외	시각 능력	개별 / 모둠별	20~45분	1명

다양한 도형의 종류(명칭), 크기, 색상을 구분하며 수행하는 인지놀이

도구 (준비물)
· 별별도형
· 별별도형활동카드

보조 도구
· 게임판P
· 거치대

자극영역 및 강도
언어능력★★
시공간파악★★★
정서·행동★

주의사항
– 별별도형은 2~4명씩 공동 사용하도록 제공함.
– 게임판P를 개인별로 제공하여 활동지와 도형을 쉽게 이동하도록 함.
– 모둠별 진행 시 모둠별로 동일한 활동지와 적합한 도형을 제공함.

진행방법

1

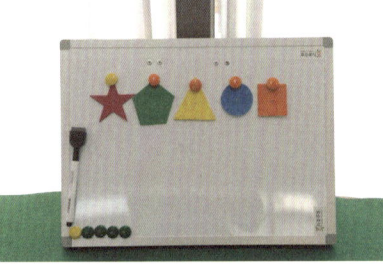

● 별별도형을 하나씩 보여주고 거치대에 게시하며 참여자와 함께 '명칭, 색상, 크기'를 말해본다.
● 별별도형 뭉치를 참여자에게 제공한다.
● 도형의 종류와 색상을 제시하면 참여자가 해당 도형을 찾도록 한다.

별별도형놀이

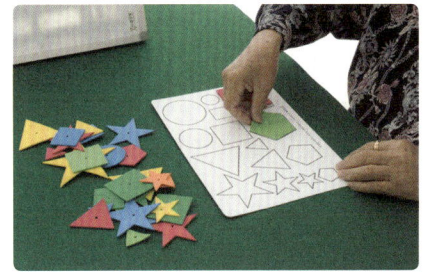

- 개인(또는 조)별 활동지 1단계를 제공하고 관찰하게 한다.
- 활동지 1단계에 해당하는 도형을 찾아 맞추도록 한다.

- 활동지 2~4단계를 조(또는 개인)별 동일한 내용으로 제공하고 동일한 방법으로 찾아 맞추도록 한다.
- 활동지 2~4단계를 반복 수행한다.

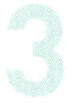
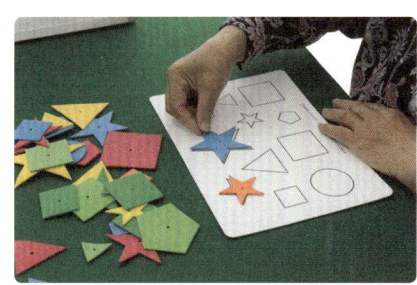

유의사항
- ▶ 수행방법 자체를 인식하지 못하는 참여자는 동일 모양의 도형을 찾아 놓는 활동으로 대체한다.
- ▶ 다음 단계 활동지로 로테이션(교환)할 때 모둠별로 동시에 교환한다.

변형방법
- ▶ 별별도형 뭉치를 동일한 모양과 색상, 크기로 분류하도록 한다.

인지재활놀이 | 카드인지놀이

21 색솜데칼코마니 놀이

참가인원	참가자특성	진행형태	소요시간	진행자수
1~16명 내외	시각능력	개별/모둠별	20~45분	1명

색솜을 통해 색다른 촉감자극기회를 제공하며 샘플도안을 보고 색상, 위치를 재연하는 활동을 수행하는 인지놀이

도구(준비물)
- 색솜
- 색솜활동카드

보조도구
- 일회용접시
- 거치대

자극영역 및 강도
- 언어능력 ★★
- 시공간파악 ★★★
- 정서·행동 ★

주의사항
- 색솜을 사탕으로 인식하여 삼키지 않도록 사전에 안내함.
- 색솜은 개인별로 한 접시씩 제공함.
- 모둠별 진행 시 모둠별로 동일한 활동카드를 제공하고 다른 조와 로테이션(교환)하여 수행함.
- 색솜이 날아갈 수 있으니 선풍기나 에어컨의 바람방향을 조정함.

진행방법

1

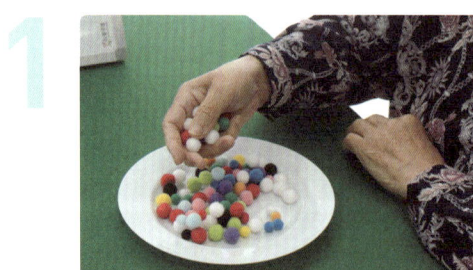

- 접시를 개인별로 1개씩 제공하고 색솜 뭉치를 접시 위에 제공한다.
- 색솜을 만져보고 느낌을 말하도록 한다.

색솜데칼코마니놀이

2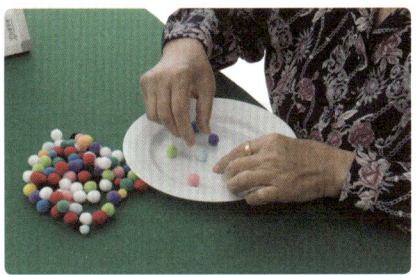

- 제공된 색솜의 색상과 종류별로 모두 찾아보도록 한다.
- 각 색상의 색상명을 함께 말하며 거치대에 기입한다.

- 활동카드 1-1단계를 제공하며 활동카드의 색상·위치와 동일하게 색솜을 찾아 맞추도록 안내한다.
- 색솜의 총 개수를 헤아려 본다.
- 나머지 활동카드를 반복 수행한다.

3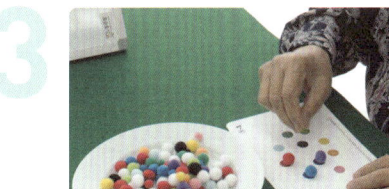

유의사항 ▶ 빠르게 수행하는 참여자에게는 다음 활동지를 제공한다.

변형방법 ▶ 색상별 개수를 단일 및 복합으로 제시하며 해당 색솜을 구분하여 찾아보는 활동을 수행한다.

인지재활놀이 | 카드인지놀이

22 칠교구성놀이

참가인원	참가자특성	진행형태	소요시간	진행자수
1~16명 내외	시각 능력	개별/ 모둠별	20~45분	1명

칠교를 도안에 맞게 구성하고 해당 사물을 연상하는 인지놀이

도구(준비물)
· 칠교블록
· 칠교활동카드
· 동물사물카드

보조도구
· 거치대

자극영역 및 강도
언어능력 ★
복합사고력 ★★★
시공간파악 ★★★
행동·인격 ★

주의사항
– 모둠별 진행 시 모둠별로 동일한 활동카드를 제공하고 다른 조와 로테이션(교환) 하여 수행함.

진행방법

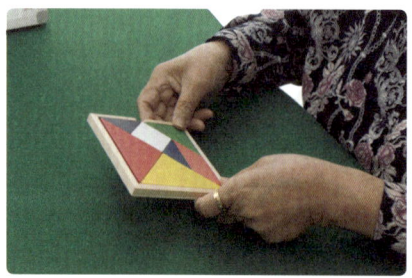

- 칠교블록을 개인별로 제공한다.
- 블록의 명칭을 질문하며 조각이 7개로 구성되어 있는지 함께 확인해 본다.

칠교구성놀이

2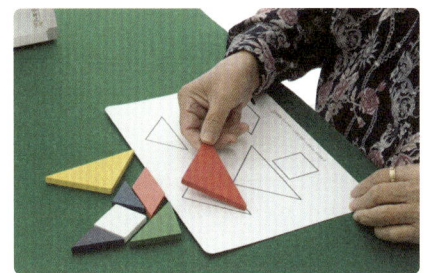

- 활동카드 1단계를 제공하며 동일한 칠교블록을 찾아 맞추도록 안내한다.
- 2~3번 반복하여 수행한다.

- 활동카드 2단계를 제공하며 동일한 칠교블록을 찾아 맞추고 수행한 모양이 어떤 동물 또는 어떤 사물을 연상하게 하는지 질문한다.
- 거치대에 해당 동물사물카드를 게시하며 명칭을 안내한다.
- 활동카드 3~7단계를 반복 수행한다.
- 활동카드 8단계를 제공하며 최초의 칠교블록 모양을 완성한다.

3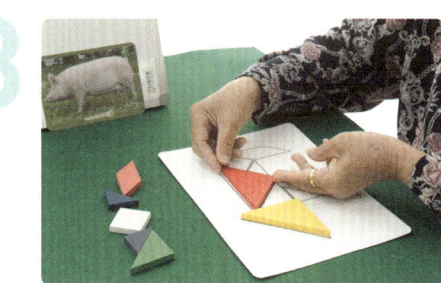

유의사항
▶ 수행방법 자체를 인식하지 못하는 참여자는 칠교블록 맞추기 1단계를 반복적으로 수행하거나 본인이 만들고 싶은 모양을 자유롭게 만들며 참여하도록 유도한다.

변형방법
▶ 활동카드 8단계를 반복 수행한 후 활동카드 없이 암기하여 완성해 본다.

인지재활놀이 | 카드인지놀이

23 펜토미노사각 퍼즐놀이A

참가인원	참가자특성	진행형태	소요시간	진행자수
1~16명 내외	시각능력	개별	20~45분	1명

펜토미노를 직접 제작하는 공예활동과 퍼즐판에 맞추는 활동을 수행하는 인지놀이

도구(준비물)
· 펜토미노사각 활동지

보조도구
· 색연필
· 가위
· 게임판P
· 거치대

자극영역 및 강도
시공간파악 ★★★
행동·인격 ★★

주의사항
- 색연필은 2~4명씩 공동 사용하도록 제공함.
- 가위는 특별히 조심해서 사용할 것을 안내하고 사용하기 직전에 제공했다 사용을 마치면 바로 수거함.
- 게임판P를 개인별로 제공하여 퍼즐조각이 잘 잡히도록 함.
- 펜토미노 조각이 날아갈 수 있으니 선풍기나 에어컨의 바람방향을 조정함.

진행방법

1

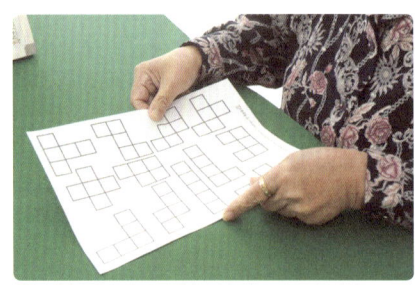

- 활동지를 개인별로 제공한다.
- 활동지의 조각이 서로 다른 모양임을 인식하게 안내하고 조각수를 함께 세어본다.

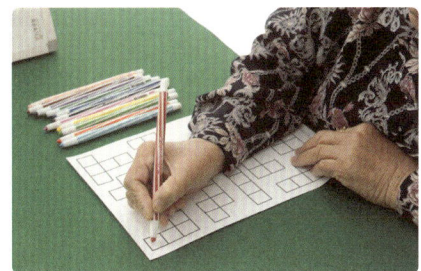

- 조각마다 서로 다른 색상으로 채색하도록 안내한다.

- 가위를 제공하며 테두리선(여백 없이)을 따라 퍼즐 조각으로 자르도록 안내한다.
- 모두 잘라 펜토미노사각퍼즐 조각을 완성한다.

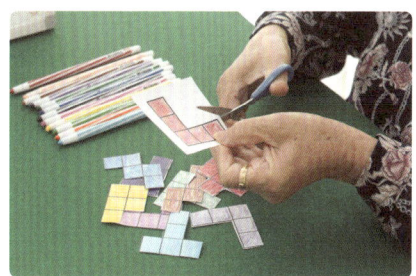

유의사항
- ▶ 인지수준이 낮은 참여자는 테두리선을 인식하지 못하고 도형 가운데를 자를 수 있다.
- ▶ 빠르게 수행하는 참여자는 개별진행이 가능하도록 다음 단계 도구를 제공한다.
- ▶ 자른 조각은 펜토미노사각퍼즐놀이B에 사용하도록 잘 보관한다.

변형방법
- ▶ 활동카드 1단계와 게임판P를 개인별로 제공하고 자른 조각과 동일한 모양 위에 맞추도록 한다.

인지재활놀이 | 카드인지놀이

24 펜토미노하트 퍼즐놀이A

참가인원	참가자특성	진행형태	소요시간	진행자수
1~16명 내외	시각능력	개별	20~45분	1명

펜토미노를 직접 제작하는 공예활동과 퍼즐판에 맞추는 활동을 수행하는 인지놀이

도구(준비물)
· 펜토미노하트 활동지

보조도구
· 색연필
· 가위
· 게임판P
· 거치대

자극영역 및 강도
시공간파악 ★★★
행동·인격 ★★

주의사항
– 색연필은 2~4명씩 공동 사용하도록 제공함.
– 가위는 특별히 조심하며 사용할 것을 안내하고 사용하기 직전에 제공했다가 사용을 마치면 바로 수거함.
– 게임판P를 개인별로 제공하여 퍼즐조각이 잘 잡히도록 함.
– 펜토미노 조각이 날아갈 수 있으니 선풍기나 에어컨의 바람방향을 조정함.

진행방법

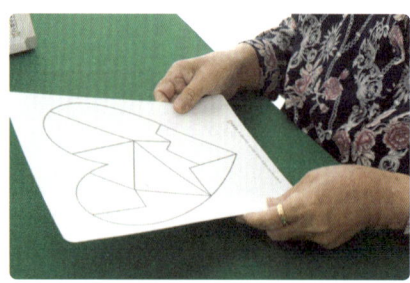

● 활동지를 참여자에게 제공한다.
● 활동지의 조각이 서로 다른 모양임을 인식하게 안내하고 조각수를 함께 세어본다.

펜토미노하트퍼즐놀이A

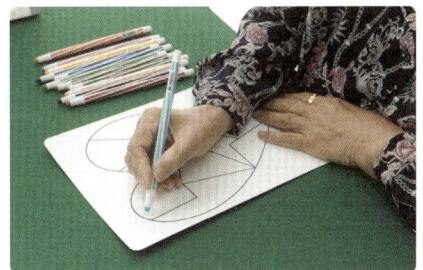

● 조각마다 서로 다른 색상으로 채색하도록 안내한다.

● 가위를 제공하며 테두리선(여백 없이)을 따라 퍼즐 조각으로 자르도록 안내한다.
● 모두 잘라 펜토미노하트퍼즐 조각을 완성한다.

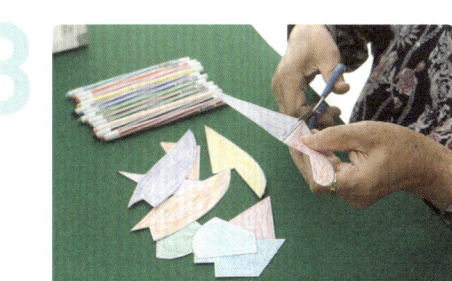

유의사항
▶ 인지수준이 낮은 참여자는 테두리선을 인식하지 못하고 도형 가운데를 자를 수 있으므로 주의한다.
▶ 빠르게 수행하는 참여자는 개별진행이 가능하도록 다음 단계 도구를 제공한다.
▶ 자른 조각은 펜토미노하트퍼즐놀이B에 사용하도록 잘 보관한다.

변형방법
▶ 활동카드 1단계와 게임판P를 개인별로 제공하고 자른 조각과 동일한 모양 위에 맞추도록 한다.

[PART 05]

정서·행동 및 인격 인지영역

그림찾기놀이
바느질손끝놀이
협동화봄꽃사생대회놀이
협동화단풍사생대회놀이

인지재활놀이 | 카드인지놀이

25 그림찾기놀이

참가인원	참가자특성	진행형태	소요시간	진행자수
1~16명 내외	시청각 능력	개별 / 모둠별	20~45분	1~2명

명화를 감상하고 명화에 있는 다양한 사물을 찾아 구분하는 활동을 수행하는 인지놀이

도구(준비물)
· 사물동물카드
· 명화활동카드
· 그림찾기활동카드

보조도구
· 거치대

자극영역 및 강도
언어능력 ★★
시공간파악 ★★★
정서 ★★★

주의사항
– 명화활동카드는 진행 순서대로 전체 참여자에게 동일하게 제공함.

진행방법

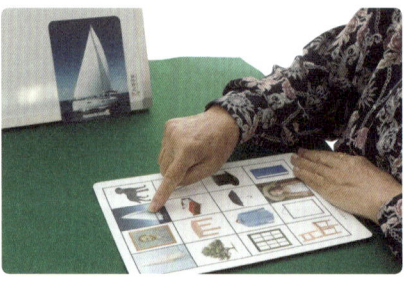

- 그림찾기활동카드를 개인별로 제공한다.
- 거치대에 사물동물카드를 하나씩 게시하며 명칭을 함께 말하고 참여자는 활동지에서 해당 그림을 손가락으로 지목하도록 안내한다.
- 그림을 모두 확인할 때까지 반복 수행한다.

그림찾기놀이

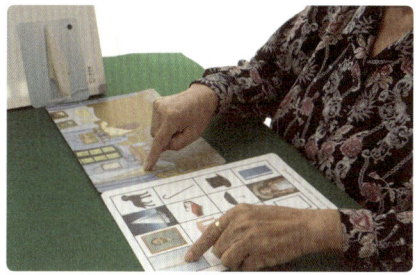

- 고흐명화활동카드를 개인별로 제공한다.
- '고흐' 화가명과 '고흐의방'이라는 명화명을 안내하며 감상하고 명화 내용을 확인하도록 안내한다.
- '고흐의방'에 있는 사물동물카드를 하나씩 거치대에 게시하고 양손 손가락으로 명화와 그림찾기활동카드에서 해당 그림을 지목하도록 안내한다.

- 쉐라명화활동카드를 개인별로 제공한다.
- '쉐라' 화가명과 '랑자트섬의 일요일 오후'라는 명화명을 안내하며 감상하고 명화 내용을 확인하도록 안내한다.
- 2단계와 동일하게 반복 수행한다.

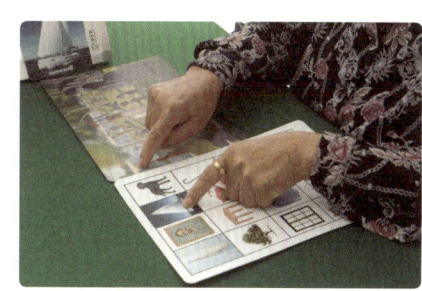

유의사항
- ▶ 수행방법 자체를 인식하지 못하는 참여자는 명화를 감상하며 수업에 참여하도록 유도한다.
- ▶ 수행방법을 완벽하게 인식하지 못하는 참여자는 그림찾기활동카드에서만 해당 사물을 찾도록 안내한다.

변형방법
- ▶ 2인 이상 모둠별로 보드펜을 제공하고 그림찾기활동카드를 예시로 인식하여 명화에서 해당 사물을 누가 먼저 빨리 찾아 표시하는지를 수행해 본다.

인지재활놀이 | 카드인지놀이

26 바느질손끝놀이

참가인원	참가자특성	진행형태	소요시간	진행자수
1~16명 내외	시청각 능력	개별	20~45분	1명

바느질 도구를 이용하여 손끝자극을 극대화하며 바느질 활동을 수행하는 인지놀이

도구(준비물)
· 안전바늘
· 실
· 바느질게임판

보조도구
· 게임판P
· 거치대

자극영역 및 강도
장기기억력 ★★
추상사고력 ★★★
시공간파악 ★★★
정서·행동·인격 ★★★

주의사항
- 바늘은 특별히 조심하며 사용할 것을 안내하고 사용하기 직전에 제공했다 사용을 마치면 바로 수거함.
- 바늘, 실, 바느질게임판은 개인별로 1개씩 제공함.
- 실의 매듭을 만들면 재사용이 어려우니 매듭을 만들지 말 것을 사전에 안내함.
- 게임판P를 개인별로 제공하여 바늘이 잘 잡히도록 함.

진행방법

1

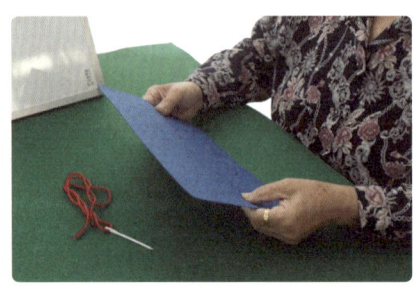

- 바늘을 개인별로 제공하며 명칭과 용도를 묻고 안내한다.
- 실을 개인별로 제공하며 용도와 바늘과의 연관성과 사용방법을 묻고 안내한다.
- 바느질게임판을 제공하며 모양과 구성을 관찰하고 사용방법을 안내한다.

바느질손끝놀이

2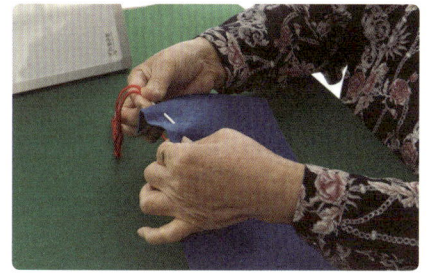

- 바늘에 실을 꿰도록 안내한다.
- 바느질게임판의 테두리를 따라 '홈질 및 시침질'을 하도록 시범 보이고 수행을 안내한다.
- 바느질한 실을 바늘을 이용하여 풀도록 안내하며 2~3회 반복 수행한다.

- 바느질게임판에 '오른 어슷시침'을 하도록 시범 보이고 수행을 안내한다.
- '왼 어슷시침, 박음질, 새발뜨기(오른+왼 어슷시침 반복), 가새(가위)표뜨기'와 같은 다양한 바느질을 하도록 하나씩 시범 보이고 한줄씩 반복 수행한다.
- 바느질한 실을 풀도록 한다.

3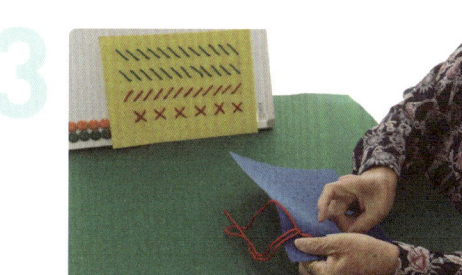

유의사항
▶ 수행방법 자체를 인식하지 못하는 참여자는 시침질과 같은 단순한 바느질을 반복수행하도록 대체한다.
▶ 수행 및 바느질 방법을 완벽하게 인식하지 못하는 참여자는 반복하여 활동방법을 안내한다.
▶ 실을 추가로 요구하는 경우 추가 제공한다.

변형방법
▶ 바느질게임판에 'ㄱ, ㄴ, ㄷ, ㄹ' 글자 수를 놓아본다.
▶ 바느질게임판에 '1, 2, 3, 4, 5, 6, 7' 숫자 수를 놓아본다.

인지재활놀이 | 카드인지놀이

27 협동화봄꽃 사생대회놀이

참가인원	참가자특성	진행형태	소요시간	진행자수
1~16명 내외	시청각 능력	개별 및 (2~8인) 모둠별	20~45분	1명

다양한 봄꽃을 통해 계절과 특징을 인식하고 부분화 인지활동을 수행하고 함께 협동화를 완성하는 인지놀이

도구(준비물)
· 봄꽃카드
· 협동화봄꽃활동세트

보조도구
· 봄꽃조화
· 풀
· 테이프
· 거치대

자극영역 및 강도
복합기억력 ★★
복합사고력 ★★★
정서·행동·인격 ★★★

주의사항
- 봄꽃잎이 날아갈 수 있으니 선풍기나 에어컨의 바람방향을 조정함.
- 인지능력에 따라 개인별로 활동지를 제공함.
- 봄꽃잎은 개인별로 동일한 종류와 수량으로 제공함.

진행방법

1

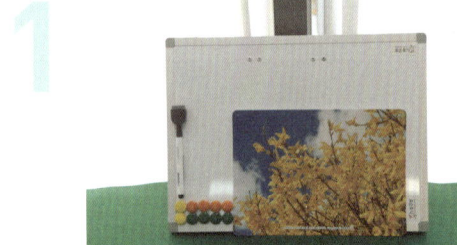

- 봄꽃조화와 봄꽃카드를 거치대에 게시하며 봄이라는 계절을 인식시킨다.
- 각각의 봄꽃카드와 조화를 보며 꽃이름을 함께 말하도록 한다.

협동화봄꽃사생대회놀이

2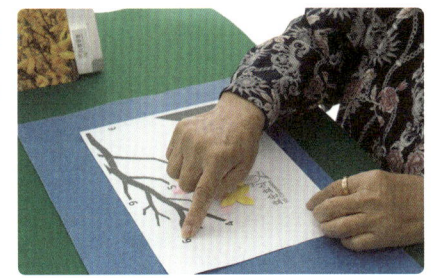

- 활동지를 개인별로 제공한다.
- 활동지에 '1, 2, 3'을 인식시키고 함께 숫자를 부르며 손가락으로 1부터 순서대로 숫자를 찾아 지목해 본다.
- 동일한 종류와 개수의 봄꽃잎 9장을 인당 제공한다.

- 봄꽃잎 하나를 거치대에 게시하며 동일한 봄꽃잎을 찾도록 안내한다.
- 활동지 숫자 중 임의의 숫자를 말하면 참여자는 해당 위치에 찾은 봄꽃잎을 부착하게 안내한다.
- 봄꽃잎을 모두 부착할 때까지 반복 수행한다.
- 완성된 활동지 부분화를 퍼즐처럼 맞추어 하나의 그림으로 완성한다.

3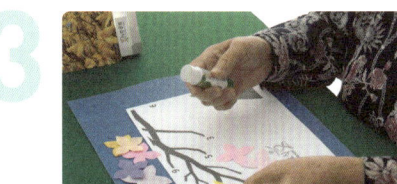

유의사항
▶ 봄 또는 봄꽃이 필 무렵 수행하는 것이 좋다.
▶ 봄꽃이름을 모를 경우 색상 등 특성을 설명하여 귀띔을 제공한다.
▶ 수행방법 자체를 인식하지 못하는 참여자는 미션과 무관하게 임의로 봄꽃잎을 부착할 수 있다. 이럴 경우 특별히 활동을 중단시킬 필요는 없다.

변형방법
▶ 개인별로 봄꽃잎을 추가 제공하여 완성된 협동화의 여백에 추가 부착하게 한다.
▶ 완성된 협동화를 벽에 전시하고 각자 감상평을 말하는 것을 수행한다.

인지재활놀이 | 카드인지놀이

28 협동화단풍 사생대회놀이

참가 인원	참가자 특성	진행 형태	소요 시간	진행자 수
1~16명 내외	시청각 능력	개별 및 (2~8인) 모둠별	20~45 분	1명

다양한 단풍을 통해 계절과 특징을 인식하고 부분화 인지활동을 수행하며 함께 협동화를 완성하는 인지놀이

도구 (준비물)
· 단풍카드
· 협동화단풍활동 세트

보조 도구
· 단풍잎조화
· 풀
· 테이프
· 거치대

자극영역 및 강도
복합기억력 ★★
복합사고력 ★★★
정서·행동·인격 ★★★

주의사항
– 단풍잎이 날아갈 수 있으니 선풍기나 에어컨의 바람방향을 조정함.
– 인지능력에 따라 개인별로 활동지를 제공함.
– 단풍잎은 개인별로 동일한 종류와 수량으로 제공함.

진행방법

1

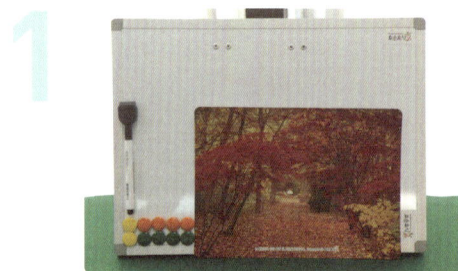

- 단풍잎조화와 단풍카드를 거치대에 게시하며 가을이라는 계절을 인식시킨다.
- 각각의 단풍카드와 조화를 보며 단풍이름을 함께 말하도록 한다.

2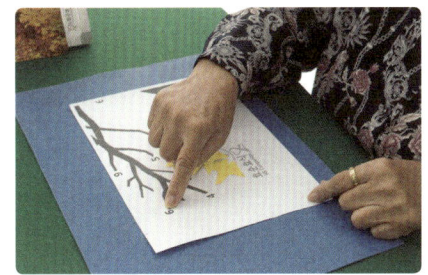

- 활동지를 개인별로 제공한다.
- 활동지에 '1, 2, 3'을 인식시키고 함께 숫자를 부르며 손가락으로 1부터 순서대로 숫자를 찾아 지목해본다.
- 동일한 종류와 개수의 단풍잎 9장을 개인별 제공한다.

- 단풍잎 하나를 거치대에 게시하며 동일한 단풍잎을 찾도록 안내한다.
- 활동지 숫자 중 임의의 숫자를 말하면 참여자는 해당 위치에 찾은 단풍잎을 부착하게 안내한다.
- 단풍잎을 모두 부착할 때까지 반복 수행한다.
- 완성된 활동지 부분화를 퍼즐처럼 맞추어 하나의 그림으로 완성한다.

3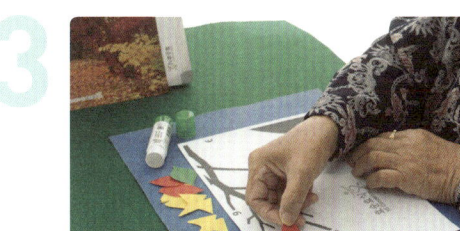

유의사항
- 가을 또는 단풍이 질 무렵 수행하는 것이 좋다.
- 단풍이름을 모를 경우 색상 등 특성을 설명하여 귀띔을 제공한다.
- 수행방법 자체를 인식하지 못하는 참여자는 미션과 무관하게 임의로 단풍잎을 부착할 수 있다. 이럴 경우 특별히 활동을 중단시킬 필요는 없다.

변형방법
- 개인별로 단풍잎을 추가 제공하여 완성된 협동화의 여백에 추가 부착하게 한다.
- 완성된 협동화를 벽에 전시하고 각자 감상평을 말해보게 한다.

부 록

1. 인지 및 치매 기초 알아두기
2. 인지강화·인지재활놀이 개발 목적
3. 찾아보기
   - 인지자극영역 및 강도 총괄표 (놀이명 가나다순)
   - 놀이별 도구 및 보조도구 안내
4. 도구 및 보조도구 구매 방법
5. 재활놀이지도사 자격 및 양성과정 안내
   - 재활놀이지도사 자격 안내
   - 재활놀이지도사 양성과정 안내
   - 재활놀이지도사 자격 및 양성과정 신청 및 접수 문의
6. 치매예방 재활놀이 '효순효식 백세건강학교' 안내
   - 효순효식 백세건강학교 신청 및 강사파견 상담 문의

부록 1. 인지 및 치매 기초 알아두기

1. 인간의 인지는 대표적으로 5가지 영역으로 구성되어 있습니다.

- 단·장기 기억력
- 언어능력
- 판단 및 추상적 사고력
- 시공간 파악능력
- 정서·행동 및 인격

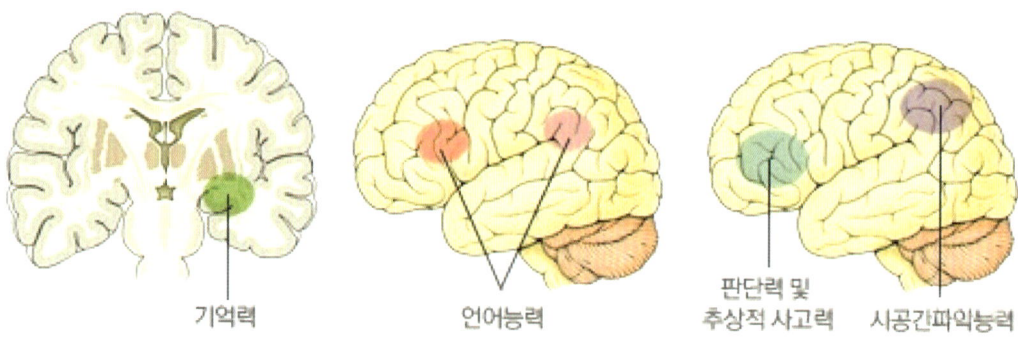

2. 치매(dimentia [di-없는, men-정신, tia-상태])는 '정신없는(out of mind)'이라는 어원에서 알 수 있듯이 정상적인 성인이 70여 가지가 넘는 다양한 원인에 의해 후천적으로 인지영역에 문제가 발생한 상태를 말합니다.

3. 인지장애인 치매는 나이가 들면서 지적 기능이 떨어지는 것과 다르며 여러 영역에 걸쳐 인지 기능의 저하로 일상생활의 수행 능력이 현저히 떨어지는 것을 말합니다.

4. 치매는 대표적으로 4가지 장애로 나타납니다.

- 인지 기능 장애
- 사고·판단·작업 수행(전두엽) 기능 장애

- 행동 심리적 문제
- 일상생활 능력 손상

5. 치매의 판단은 의료적 사안으로, 가까운 보건소 또는 의료기관을 찾아 전문가(전문의)의 진단으로 판단해야 합니다.

6. 치매 치료는 현재까지 완전한 것은 없지만, 새로운 약물 치료제의 개발 등으로 고혈압, 당뇨병처럼 치료가 가능한 질환으로 바뀌어 가고 있습니다.

7. 치매 치료는 '의료적 약물치료와 함께 비약물적인 치료, 기타 치료' 전략으로 구분되며 만성적으로 진행되기 때문에 일관성 있게 지속적으로 대처하는 것이 중요합니다.

8. 모든 질환과 질병이 그렇듯이 치매 치료와 함께 중요한 것이 '치매예방'입니다. 치매는 특히 발병 시기 및 진행 속도 등이 불명확하기 때문에 지속적인 예방(대비)이 무엇보다 중요합니다.

9. 일반적으로 치매를 예방하기 위해 할 수 있는 대표적 활동은 다음과 같습니다.

- 신체적 건강 유지 : 건강한 식사 및 만성대사질환 관리
- 취미생활 기회 : 세밀한 손동작을 수반·사용해 즐거움을 느낄 수 있는 학습 및 놀이
- 두뇌활동 기회 : 새로운 상황과 사물에 대한 인지·반응
- 지속적인 사회적 관계 유지 : 가족·친구(지인) 및 사회적 관계 관리
- 스트레스 관리 : 우울감을 최소화하는 감정 유지
- 감각기능 유지 : 시각 및 청각 등 자극 입력 감각 기능 관리
- 신체 운동 및 보행능력 관리 : 특히 관절 기능 유지

[치매정보 출처 및 참조 : 국가건강정보포털 의학정보]

부록 2. 인지강화·인지재활놀이 개발 목적

1. 치매를 대처하는 우리의 최선의 자세는 '치매예방 활동'이며 이미 치매가 발병한 상태라도 '치매지연 활동'이 반드시 필요하며 이는 모두 '치매예방 활동'이라고 할 수 있습니다.

2. '치매예방(지연)'을 위해 '인지 및 치매 기초 알아두기'에서 언급한 다양한 예방활동, 특히 '놀이처럼 쉽고·취미처럼 즐거운·여럿이 어울려·새로운 두뇌활동'을 할 수 있는 책 〈치매예방 인지강화·인지재활 놀이 프로그램〉을 개발하였습니다.

3. 〈치매예방 인지강화·인지재활 놀이 프로그램〉 교재가 치매예방을 위한 좋은 콘텐츠가 되어, 나와 부모님을 비롯한 가족 모두가 치매 걱정 없이 건강하게 살아갈 수 있는 '치매안심국가, 대한민국'이 되길 바라봅니다.

부록 3. 찾아보기

● 인지자극영역 및 강도 총괄표 (놀이명 가나다순)   상(★★★), 중(★★), 하(★), 대표 자극영역

놀이번호	놀이명	기억력	언어능력	판단 및 추상적 사고력	시공간 파악능력	정서, 행동 및 인격
6	가나다판채우기	★★★	★★★			★★
17	공기한줄			★★★	★★★	
25	그림찾기		★★		★★★	★★★
10	나무블록			★★★	★★★	★★
18	달걀판인지	★		★★★	★★★	★★★
1	달력만들기	★★★	★★	★★★	★★★	★
11	몬드리안가나다		★			★★
19	몬드리안그림		★		★★★	★
26	바느질손끝	★★		★★★	★★★	★★★
20	별별도형		★★		★★★	★
7	사물구분하기	★★★	★★★	★★★		★
21	색솜데칼코마니		★★		★★★	★
2	색판협동	★★★		★★★	★★★	★★
3	스피드카드게임	★★★			★★★	★★★
12	시계만들기	★★		★★★	★★★	★★
4	십이지띠	★★★	★	★★★		★★
13	윷놀이인지	★★		★★★		★★★
8	주사위나무블록		★★★			★★
14	주사위인지		★★	★★★		★★
22	칠교구성		★	★★★	★★★	★
9	파인드단어	★★	★★★			★★★
5	페이퍼기억력	★★★	★★			
23	펜토미노사각퍼즐A				★★★	★★
15	펜토미노사각퍼즐B			★★★	★★★	
24	펜토미노하트퍼즐A				★★★	★★
16	펜토미노하트퍼즐B			★★★	★★★	
28	협동화단풍사생대회	★★		★★★		★★★
27	협동화봄꽃사생대회	★★		★★★		★★★
	영역별 소계	14	14	17	17	24

부록 3. 찾아보기

● 놀이별 도구(준비물) 안내   ※ 카드상세사진은 쇼핑몰을 참고 해주세요.

적용 놀이명	도구명	구성품 사진들
가나다판채우기놀이	가나다사물카드활동세트	사물카드 / 가나다사물카드 / 가나다활동지
공기한줄놀이	공기한줄활동카드활동세트	공기한줄카드
그림찾기놀이	고흐쉐라명화카드활동세트	명화카드Ⅰ / 그림찾기카드 / 사물동물카드
나무블록놀이	나무블록활동카드세트	나무블록카드
달걀판인지놀이	달걀판인지세트	
달력만들기놀이	달력만들기활동카드세트	공휴일기념일카드 / 달력만들기활동지
몬드리안가나다놀이	몬드리안가나다활동카드세트	명화카드Ⅱ / 색상표카드 / 가나다활동지
몬드리안그림놀이	몬드리안그림활동카드세트	명화카드Ⅱ / 명화샘플카드 / 명화활동지

적용 놀이명	도구명	구성품 사진들
바느질손끝놀이	바느질손끝세트	
별별도형놀이	별별도형활동카드세트	
사물구분하기놀이	사물구분활동카드세트	
색솜데칼코마니놀이	색솜데칼코마니활동카드세트	
색판협동놀이	색판협동활동카드세트	
스피드카드게임놀이	스피드게임세트	
시계만들기놀이	시계만들기활동카드세트	
십이지띠놀이	십이지띠카드활동세트	

부록 3. 찾아보기

● 놀이별 도구(준비물) 안내

적용 놀이명	도구명	구성품 사진들
윷놀이인지놀이	윷놀이인지활동세트	
주사위나무블록놀이	주사위나무블록활동세트	
주사위인지놀이	주사위놀이활동세트	
칠교구성놀이	칠교활동카드세트	
파인드단어놀이	파인드단어놀이활동세트	
페이퍼기억력놀이	페이퍼기억놀이활동세트	
펜토미노사각퍼즐놀이A	펜토미노사각퍼즐활동세트	
펜토미노사각퍼즐놀이B	펜토미노사각퍼즐활동세트	

적용 놀이명	도구명	구성품 사진들
펜토미노하트퍼즐놀이A	펜토미노하트퍼즐활동세트	펜토미노사각카드
펜토미노하트퍼즐놀이B	펜토미노하트퍼즐활동세트	펜토미노하트카드
협동화봄꽃사생대회놀이	협동화봄꽃활동세트	봄꽃카드 / 협동화활동세트
협동화단풍사생대회놀이	협동화단풍활동세트	단풍카드 / 협동화활동세트
공통	가위바위보카드	가위바위보카드

부록 3. 찾아보기

● 보조도구 안내

보조도구명	구성품 및 사진		
교사교수키트	거치대	게임판P	게임판G
교사활동키트	색연필, 벨, 가위, 풀, 테이프, 보드펜, 바구니		
기타 도구	봄꽃조화, 단풍잎조화, 일회용접시, 달력, 빈 종이		

부록 4. 도구 및 보조도구 구매 방법

1. 카드 및 교구 판매처 : 효순효식 백세건강학교
2. 인터넷 검색 : 효순효식
3. 쇼핑몰 : www.hsmadang.com
4. 문의처 : 031-759-8253

부록 5. 재활놀이지도사 자격 및 양성과정 안내

● **재활놀이지도사 자격 안내**

1. 자격의 종류 : 등록 민간자격
2. 공통 응시자격 : 만 20세 이상
   고등학교 또는 그에 상응한 학력이 인정되는 자

자격명	내용	자격 종류
NCS활용 인지재활놀이지도사 등록번호 : 2019-003936	[직무] ● 대상자에게 인지재활놀이지도를 수행하고 개입하는 직무를 수행함. [자격] ● NCS활용 인지재활놀이 전문교육과정을 이수한 자	마스터급 1급 2급
NCS활용 신체발달놀이지도사 등록번호 : 2019-004707	[직무] ● 대상자에게 신체발달놀이지도를 수행하고 개입하는 직무를 수행함. [자격] ● NCS활용 신체발달놀이 전문교육과정을 이수한 자	마스터급 1급 2급
NCS활용 방문학습재활놀이지도사 등록번호 : 2019-003854	[직무] ● 대상자에게 방문학습재활놀이지도를 수행하고 개입하는 직무를 수행함. [자격] ● NCS활용 방문학습재활놀이 전문교육과정을 이수한 자 ● NCS활용 인지재활놀이지도사, 신체발달놀이지도사 자격을 취득한 자 [검정] ● 필기 및 실기	1급 2급

부록 5. 재활놀이지도사 자격 및 양성과정 안내

● **재활놀이지도사 양성과정 안내**

1. 교육대상 : 치매예방 및 노인 전문 프로그램에 관심 있는 누구나
2. 교육과정 및 내용

양성과정명	내용	과정 종류
NCS활용 인지재활놀이 전문교육과정	● 이론 : 인지기능 및 인지재활놀이 이해, 대상별 인지특성 이해, 인지재활 교수법 ● 실습 : 인지재활놀이 실습 및 모의지도	마스터급 1급 2급
NCS활용 신체발달놀이 전문교육과정	● 이론 : 신체기능 및 신체재활놀이 이해, 대상별 신체특성 이해, 신체재활 교수법 ● 실습 : 신체재활놀이 실습 및 모의지도	마스터급 1급 2급
NCS활용 방문학습재활놀이 전문교육과정	● 이론 : 방문학습재활놀이 이해, 방문학습 교수법 ● 실습 : 방문학습재활놀이 실습 및 모의지도	1급 2급

● **재활놀이지도사 자격 및 양성과정 신청 및 접수 문의**

1. 자격발급기관 및 교육 기관 : 라이프프랜드 / 효순효식 백세건강학교 교육센터
2. 인터넷 검색 : 효순효식
3. 홈페이지 : www.hsmadang.com
4. 문의처 : 031-759-8253

부록 6. 치매예방 재활놀이 '효순효식 백세건강학교' 안내

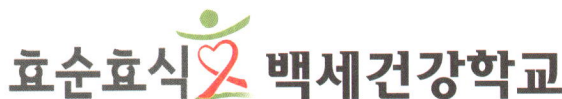

= 신체활력교실 =   = 인지강화교실 =

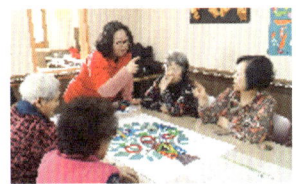 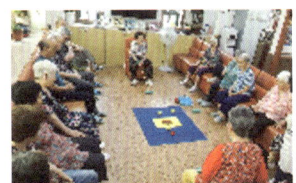

"매주 새로운" 프로그램 "100가지"가 "맞춤" 제공됩니다.

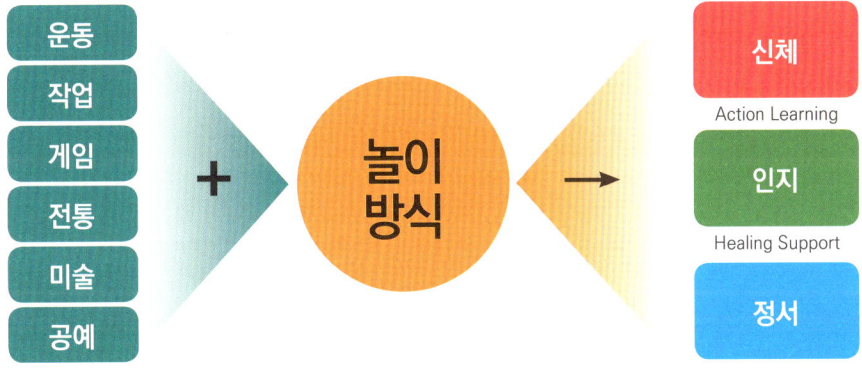

● 효순효식 백세건강학교 신청 및 강사파견 상담 문의

1. 상담기관 : 효순효식 백세건강학교
2. 인터넷 검색 : 효순효식
3. 홈페이지 : www.hsmadang.com
4. 문의처 : 031-759-8253

치매예방 강사와 치매가족·장기요양기관을 위한

치매예방
인지강화·인지재활
놀이 프로그램

카드인지놀이 편

초판 1쇄 발행 | 2019년 12월 20일

지은이 | 김영미
펴낸이 | 김영미
편집진행 | (주)SJ소울
디자인 | 디자인모노피㈜

펴낸곳 | 라이프프랜드㈜
등 록 | 2019년 11월 19일 제2019-000131호
주 소 | 경기도 성남시 수정구 위례광장로12, 6A동 204호
전 화 | 031)759-8253
팩 스 | 0504-056-9969
이메일 | tohs@hsmadang.com

ISBN 979-11-968707-3-7 13370
값 18,000원

※ 저작권자와 출판사의 동의 없이 내용의 일부를 인용하거나 전재하는 것을 금합니다.
※ 잘못된 책은 구입하신 곳에서 바꿔 드립니다.